川派中医药名家系列丛书

彭宪彰

马烈光　蒋建云　主编

全国百佳图书出版单位
中国中医药出版社
·北　京·

图书在版编目（CIP）数据
川派中医药名家系列丛书．彭宪彰 / 马烈光，蒋建云主编．—北京：中国中医药出版社，2023.7
ISBN 978-7-5132-8134-8

Ⅰ．①川…　Ⅱ．①马…　②蒋…　Ⅲ．①彭宪彰—生平事迹②中医临床—经验—中国—现代　Ⅳ．① K826.2
② R249.7

中国国家版本馆 CIP 数据核字（2023）第 074426 号

中国中医药出版社出版
北京经济技术开发区科创十三街 31 号院二区 8 号楼
邮政编码　100176
传真　010-64405721
廊坊市祥丰印刷有限公司印刷
各地新华书店经销

开本 710×1000　1/16　印张 12.25　彩插 0.5　字数 202 千字
2023 年 7 月第 1 版　2023 年 7 月第 1 次印刷
书号　ISBN 978－7－5132－8134－8

定价　59.00 元
网址　www.cptcm.com

服务热线　010-64405510
购书热线　010-89535836
维权打假　010-64405753

微信服务号　zgzyycbs
微商城网址　https://kdt.im/LIdUGr
官方微博　http://e.weibo.com/cptcm
天猫旗舰店网址　https://zgzyycbs.tmall.com

如有印装质量问题请与本社出版部联系（010-64405510）

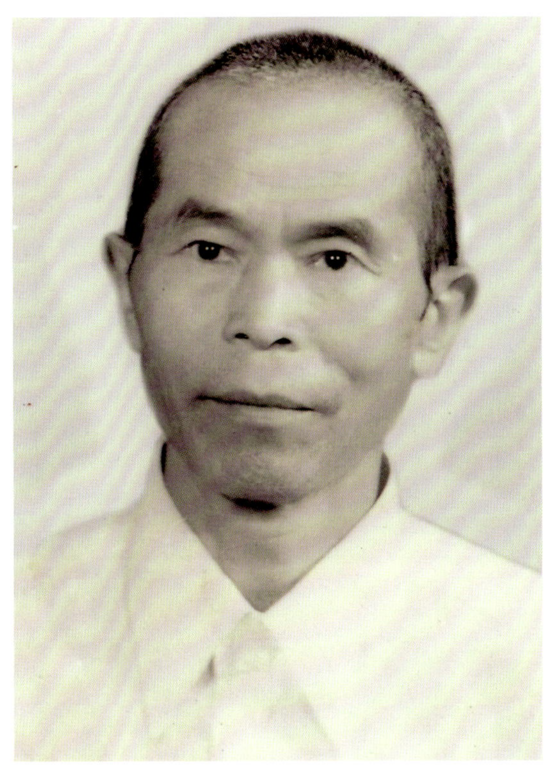

彭宪彰（1917—1989）

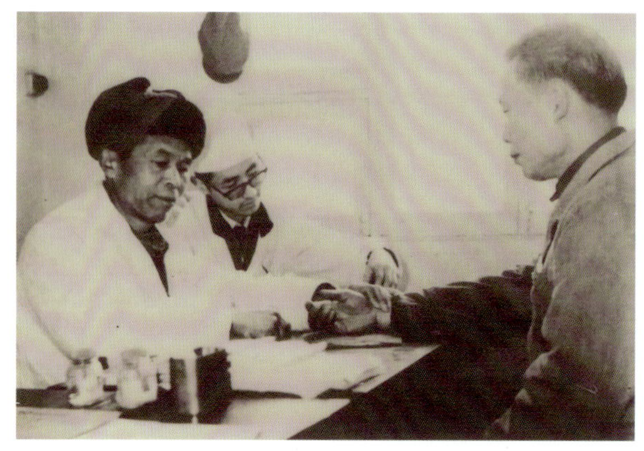

彭宪彰（左一）给患者诊病

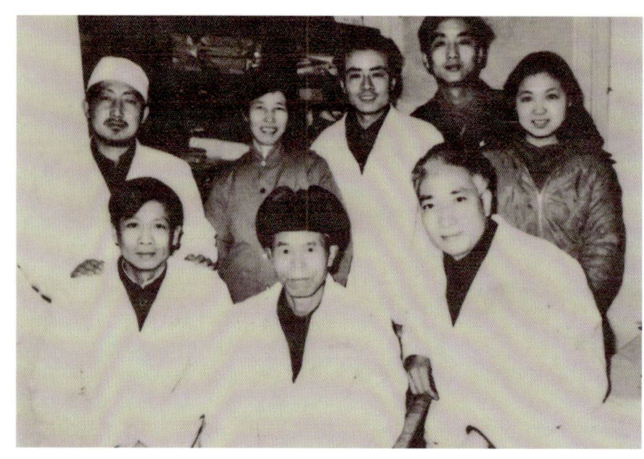

彭宪彰（前排中间）与科室同事合影

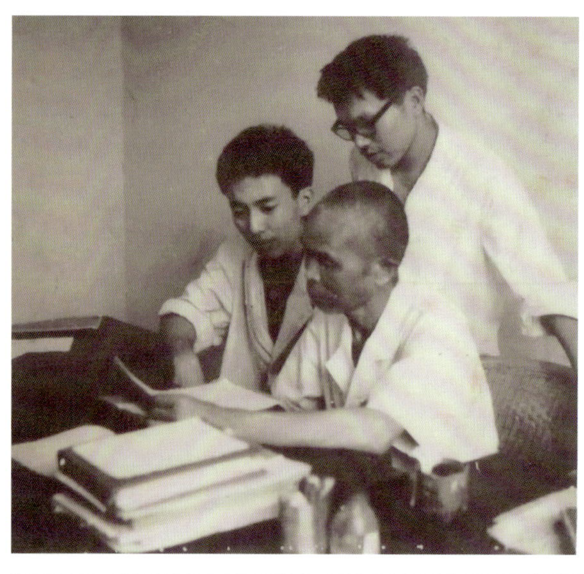

彭宪彰（前排右一）在指导学生

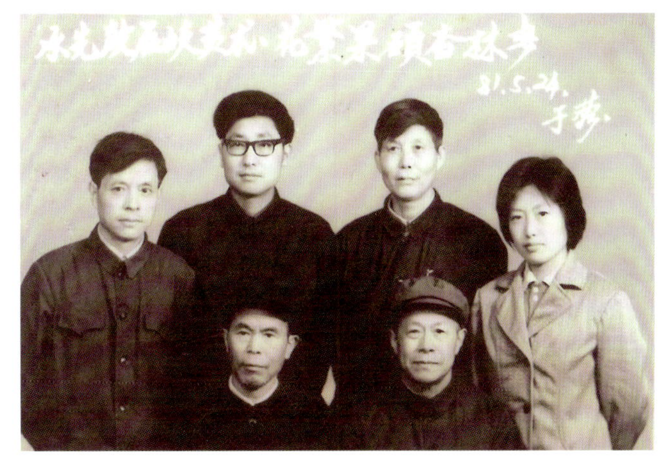

彭宪彰（前排左一）与学生合影

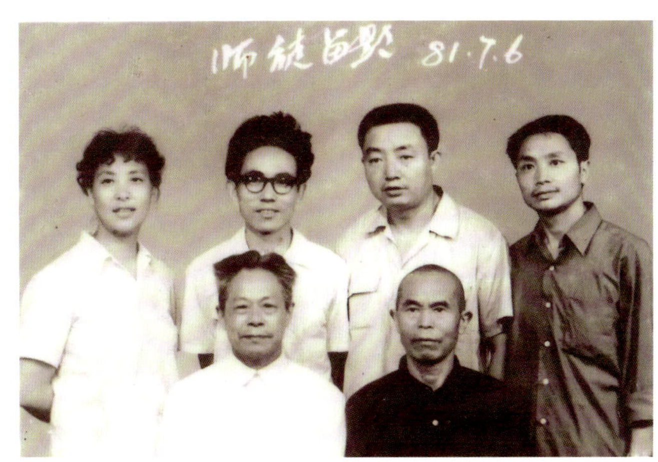

彭宪彰（前排右一）与学生合影

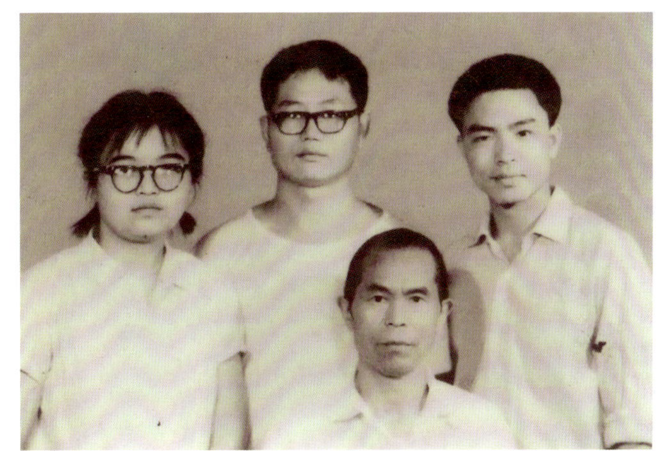

彭宪彰（前排）与学生合影

成都中医学院首批工农兵学员乐山实习组留影
75.8.9

彭宪彰（前排右三）与实习组学生合影

七七年十一月
良师益友

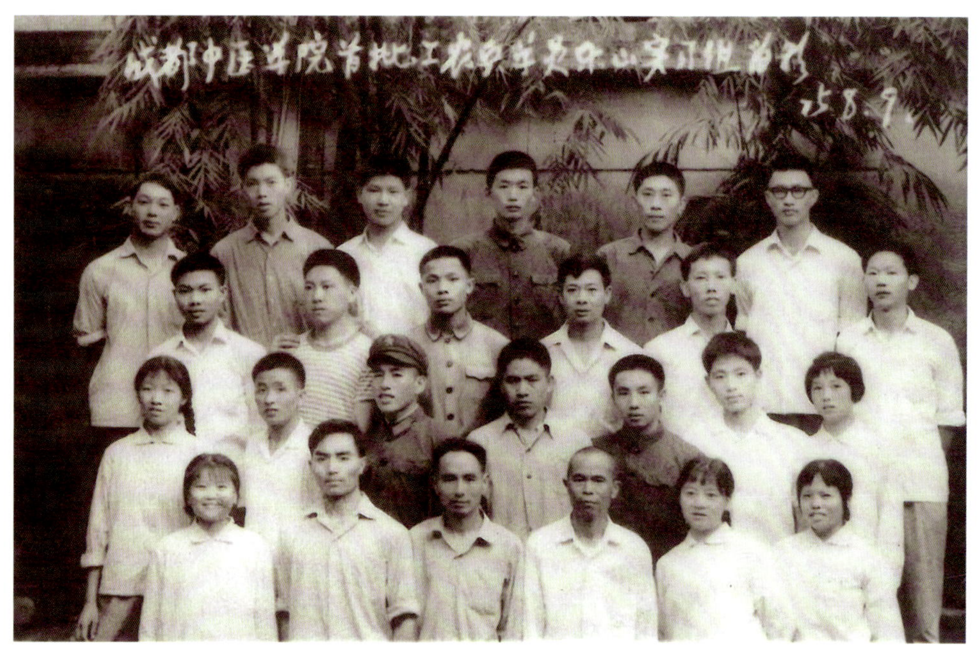

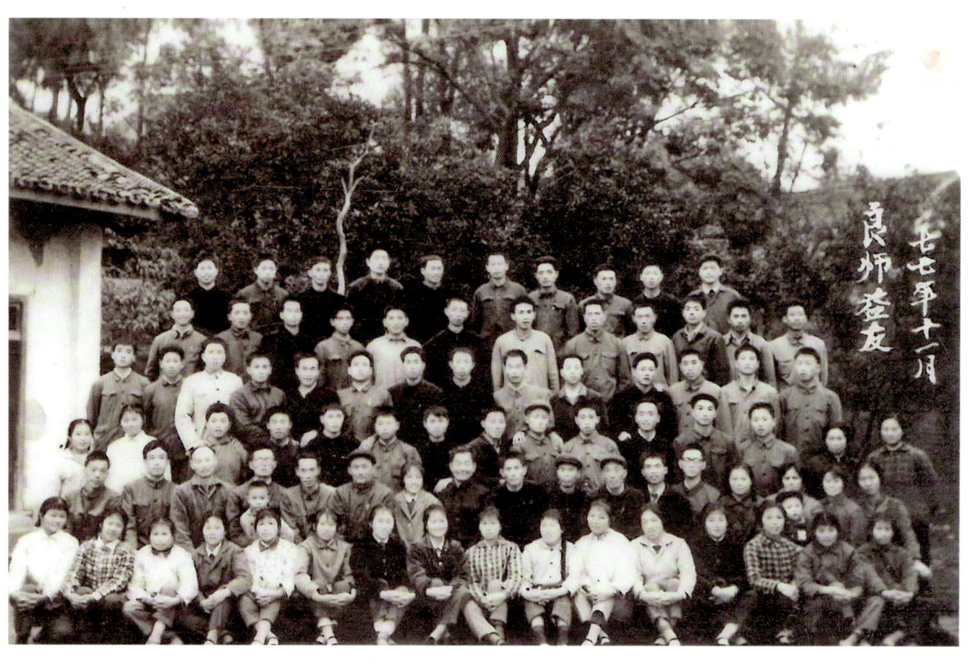

彭宪彰（第二排右八）与毕业班学生合影

彭宪彰别号彭德锡，男，六十六岁，生于1907年12月24日，籍贯四川省仁寿县，出生地址：仁寿县汪洋区大草乡千山大队。汉族。個人出身自由职业。健康状况：有肝硬化病。

学历：1925年至1930年，在家读私塾。1931年在松峰小学读书。1935年在余家乡读小学。1937年在仁寿县合立乡黄文邦老师门下学中医二年。1942年在仁寿县师範学校科一班读书一年。1947年至1950年在成都國医学院读书。1955年在成都中医进修学校学习。

革命前后主要工作履历：1939年在家教私塾。1947年8月至1944年6月在彰加乡谢氏小学任教。1944年7月至1944年11月在方家乡小学任教。1944年11月至1947年7月在仁寿县救济院当医生。1950年2月至1950年7月在余加乡小学任教。1951年2月至1951年7月在宝飞二完小学任教。1951年7月至1952年7月在方家小学任教。1953年3月至同年9月在仁寿县农村巡回医疗队任组长。1954年3月至1954年10月在汪洋区巡迴医疗队工作。1956年3月至6月在碗厂乡联合诊所任所长。1956年6月调入本院工作。

彭宪彰自书个人简历

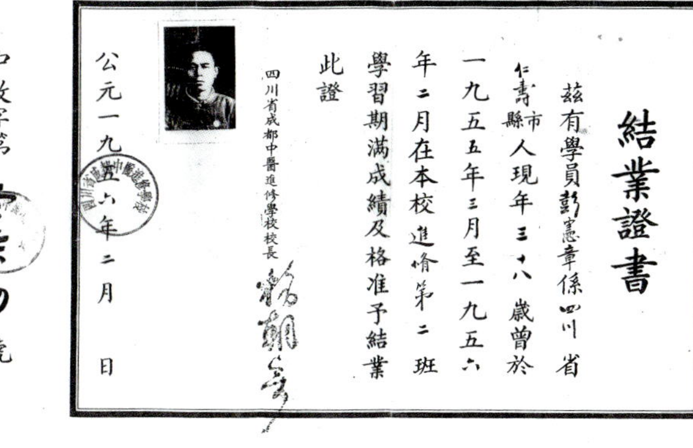
結業證書

茲有學員彭憲章係四川省仁壽縣市人現年三十八歲曾於一九五五年三月至一九五六年二月在本校進修第二班學習期滿成績及格准予結業

此證

四川省成都中醫進修學校校長

公元一九五六年二月 日

彭宪彰成都中医进修学校结业证书

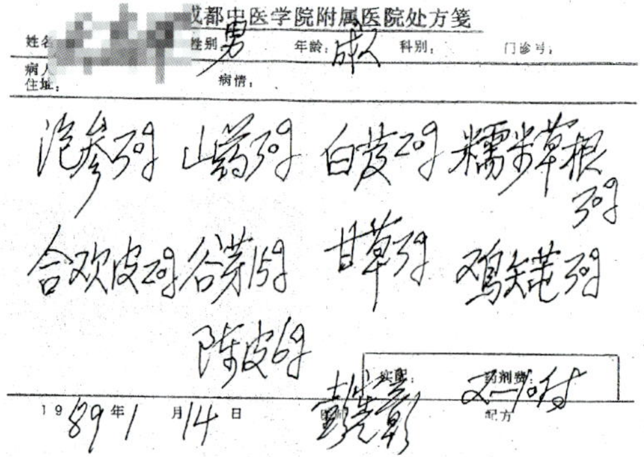
成都中医学院附属医院处方笺

姓名：　性别：男　年龄：成人　科别：　门诊号：

病情：　住址：

泡参30g　山药30g　白芨20g　糯米草根30g

合欢皮20g　谷芽15g　甘草3g　鸡矢藤30g

陈皮6g

1989年1月14日　彭宪彰

彭宪彰处方手迹

科研论文及其著作

1. 毛发全脱治疗一例　成都中医学院学报 1958年29页创刊号
2. 高血压治疗初步观察　—— 1960年1期9页
3. 心脏病的治疗探讨　—— 14页
4. 交泰丸治愈失眠症一例　——附院资料选编1976年2期
5. 封髓丹加减治愈齿痛8例　——
6. 用麻杏石甘汤加味治愈遗尿症　新医药学杂志 1977年11期29页
7. 治疗毛发全脱二例验案介绍　成都中医学院附院资料选编1977年4期
8. 对猪肤汤"白粉"的一点浅见　——院刊 1980年5月第3版
9. 读伤寒论一节的体会　—同上
10. 读伤寒论原文一点体会　成都中医学院附院资料选编1980年1期
11. 对《伤寒论》第41条"小青龙汤主之"之我见　——院刊 1980年6月第3版
12. 治疗遗尿症的点滴经验　四川中医创刊号 1982年10月
13. 赞化血余丹加味治疗严重脱发　—— 1982年1期
14. 脱发治验　成都中医学院学报 1982年第4期
15. 伤寒六十八论(一)　——第3期
16. 伤寒六十八论(二)　—— 1983年第4期
17. 伤寒六十八论(三)　—— 1984年第1期
18. 伤寒六十八论(四)　—— 1984年第2期
19. 叶氏医案存真疏注　四川科学技术出版社 1984年出版
20. 《伤寒八十七论》

另外自己对内科病比较熟悉，不是特长。

2

彭宪彰自书论文及著作题录

总序——加强文化建设，唱响川派中医

四川，雄踞我国西南，古称巴蜀。成都平原自古就有天府之国的美誉，天府之土，沃野千里，物华天宝，人杰地灵。

四川号称“中医之乡”“中药之库”，巴蜀自古出名医、产中药。据历史文献记载，从汉代至清代，见诸文献记载的四川医家有1000余人，川派中医药影响医坛2000多年，历久弥新；川产道地药材享誉国内外，业内素有“无川（药）不成方”的赞誉。

医派纷呈　源远流长

经过特殊的自然、社会、文化的长期浸润和积淀，四川历代名医辈出，学术繁荣，医派纷呈，源远流长。

汉代以涪翁、程高、郭玉为代表的四川医家，奠定了古蜀针灸学派。涪翁为四川绵阳人，曾撰著《针经》，开巴蜀针灸先河，影响深远。郭玉为涪翁弟子，曾任汉代太医丞。1993年，在四川绵阳双包山汉墓出土了最早的汉代针灸经脉漆人；2013年，在成都老官山汉墓再次出土了汉代针灸漆人和920支医简，带有“心”“肺”等线刻小字的人体经穴髹漆人像是我国考古史上的首次发现，应是我国迄今发现的最早、最完整的经穴人体医学模型，其精美程度令人咋舌！这又一次证明了针灸学派在巴蜀有悠久的历史，影响深远。

四川山清水秀，名山大川遍布。道教的发祥地青城山、鹤鸣山就坐落在成都市。青城山、鹤鸣山是中国的道教名山，也是中国道教的发源地之一，自东汉以来历经近 2000 年，不仅传授道家的思想，道医的学术思想也因此启蒙产生。道家注重炼丹和养生，历代蜀医多受影响，一些道家也兼行医术，如晋代蜀医李常在、李八百，宋代皇甫坦，以及明代著名医家韩懋（号飞霞道人）等，可见丹道医学在四川影响之深远。

川人好美食，以麻、辣、鲜、香为特色的川菜享誉国内外。川人性喜自在休闲，养生学派也因此产生。长寿之神——彭祖，号称活了 800 岁，相传他经历了尧、舜、夏、商诸朝，据《华阳国志》载，“彭祖本生蜀”“彭祖家其彭蒙”，由此推断，彭祖不但家在彭山，而且他晚年也落叶归根于此，死后葬于彭祖山。彭祖山坐落在眉山市彭山县。彭祖的长寿经验在于注意养生锻炼，他是我国气功的创始人，其健身法被后人写成“彭祖导引法”。他善烹饪之术，创制的“雉羹之道”被誉为“天下第一羹”，屈原在《楚辞·天问》中写道：“彭铿斟雉，帝何飨？受寿永多，夫何久长？”这也反映了彭祖在推动我国饮食养生方面做出了重要贡献。五代至北宋初年，四川安岳人陈希夷，为著名的道教学者，著有《指玄篇》《胎息诀》《观空篇》《阴真君还丹歌注》等。他注重养生，强调内丹修炼法，将黄老的清静无为思想、道教修炼方术和儒家修养、佛教禅观会归一流，被后世尊称为“睡仙”“陈抟老祖”。现安岳县有保存完整的明代陈抟墓，以及陈抟的《自赞铭》，这是全国独有的实物。

四川医家自古就重视中医脉学，成都老官山汉墓出土的汉代医简中就有《五色脉诊》（原有书名）一书，其余几部医简经初步整理暂定名为《敝昔医论》《脉死候》《六十病方》《病源》《经脉书》《诸病症候》《脉数》等。经学者初步考证推断这极有可能为扁鹊学派已经亡佚的经典书籍。扁鹊是脉学的倡导者，而此次出土的医书中脉学内容占有重要地位，一起出土的还有用于经脉教学的人体模型。唐代杜光庭著有脉学专著《玉函经》3卷，后世王鸿骥的《脉诀采真》、廖平的《脉学辑要评》、许宗正的《脉学启蒙》、张骥的《三世脉法》等，均为脉诊的发展做出了贡献。

昝殷，唐代四川成都人。昝氏精通医理，通晓药物学，擅长妇产科。唐大中年间，他将前人有关经、带、胎、产及产后诸症的经验效方及自己临证验方共378首，编成《经效产宝》3卷，是我国最早的妇产科专著。该书与北宋时期著名妇产科专家杨康侯（四川青神县人）编著的《十产论》等一批妇产科专论一起奠定了巴蜀妇产学派的基石。

宋代，以四川成都人唐慎微为代表撰著的《经史证类备急本草》，集宋代本草之大成，促进了本草学派的发展。宋代是巴蜀本草学派的繁荣发展时期，陈承的《重广补注神农本草并图经》，孟昶、韩保昇的《蜀本草》等，丰富、发展了本草学说，明代李时珍的《本草纲目》正是在此基础上产生的。

宋代也是巴蜀医家学术发展最活跃的时期。四川成都人、著名医家史崧献出了家藏的《灵枢》，校正并音释，名为《黄帝素问灵枢经》，由朝廷刊印颁行，为中医学发展做出了不可估量的贡献，可以说，没有史崧的奉献就没有完整的《黄帝内经》。虞庶撰著的《难经注》、杨康侯的《难经续演》，为医经学派的发展奠定了基础。

史堪，四川眉山人，为宋代政和年间进士，官至郡守，是宋代士人从医的代表人物之一，与当时的名医许叔微齐名，其著作《史载之方》为宋代重要的名家方书之一。同为四川眉山人的宋代大文豪苏东坡，也有《苏沈内翰良方》（又名《苏沈良方》）传世，是宋人根据苏轼所撰《苏学士方》和沈括所撰《良方》合编而成的中医方书。上述著作加之明代韩懋的《韩氏医通》等方书，一起成为巴蜀医方学派的代表。

四川盛产中药，川产道地药材久负盛名。以回阳救逆、破阴除寒的附子为代表的川产道地药材，既为中医治病提供了优良的药材，也孕育了以附子温阳为大法的扶阳学派。清末四川邛崃人郑钦安提出了中医扶阳理论，他的《医理真传》

《医法圆通》《伤寒恒论》为奠基之作，开创了以运用附、姜、桂为重点药物的温阳学派。

清代西学东渐，受西学影响，中西汇通学说开始萌芽。四川成都人唐宗海以敏锐的目光捕捉西学之长，融汇中西，撰著了《血证论》《中西汇通医经精义》《本草问答》《金匮要略浅注补正》《伤寒论浅注补正》，后人汇为《中西汇通医书五种》，成为“中西汇通”的第一种著作，这也是后来人们将主张中西医兼容思想的医家称为“中西医汇通派”的由来。

名医辈出　学术繁荣

中华人民共和国成立后，历经沧桑的中医药受到党和国家的高度重视，在教育、医疗、科研等方面齐头并进，一大批中医药大家焕发青春，在各自的领域里大显神通，中医药事业欣欣向荣。

四川中医教育的奠基人——李斯炽先生，在1936年创立了“中央国医馆四川分馆医学院”，简称“四川国医学院”。该院为国家批准的办学机构，虽属民办但带有官方性质。四川国医学院也是成都中医学院（现成都中医药大学）的前身，当时会集了一大批中医药的仁人志士，如内科专家李斯炽、伤寒专家邓绍先、中药专家凌一揆等，还有何伯勋、杨白鹿、易上达、王景虞、周禹锡、肖达因等一大批蜀中名医，可谓群贤毕集，盛极一时。该学院共招生13期，培养高等中医药人才1000余人，这些人后来大多数都成了中华人民共和国成立后的中医药界领军人物，成为四川中医药发展的功臣。

1955年国家在北京成立了中医研究院，1956年在全国西、北、东、南各建立了一所中医学院，即成都中医学院、北京中医学院、上海中医学院、广州中医学院。成都中医学院第一任院长由周恩来总理亲自任命。李斯炽先生继创办四川国医学院之后又成为成都中医学院的第一任院长。成都中医学院成立后，在原国医学院的基础上，又会集了一大批有造诣的专家学者，如内科专家彭履祥、冉品珍、彭宪章、傅灿冰、陆干甫；伤寒专家戴佛延；医经专家吴棹仙、李克光、郭仲夫；中药专家雷载权、徐楚江；妇科专家卓雨农、曾敬光、唐伯渊、王祚久、王渭川；温病专家宋鹭冰；外科专家文琢之；骨科、外科专家罗禹田；眼科专家陈达夫、刘松元；方剂专家陈潮祖；医古文专家郑孝昌；儿科专家胡伯安、曾应台、肖正安、吴康衡；针灸专家余仲权、薛鉴明、李仲愚、蒲湘澄、关吉多、杨介宾；医史专家孔健民、李介民；中医发展战略专家侯占元等，真可谓人才济济，群星灿烂。

北京成立中医高等院校、科研院所后，为了充实首都中医药人才的力量，四川一大批中医名家进驻北京，为国家中医药的发展做出了巨大贡献，也展现了四川中医的风采！如蒲辅周、任应秋、王文鼎、王朴城、王伯岳、冉雪峰、杜自明、李重人、叶心清、龚志贤、方药中、沈仲圭等，各有精专，影响广泛，功勋卓著。

北京四大名医之首的萧龙友先生，为四川三台人，是中医界最早的学部委员（院士，1955 年）、中央文史馆馆员（1951 年），集医道、文史、书法、收藏等于一身，是中医界难得的全才！其厚重的人文功底、精湛的医术、精美的书法、高尚的品德，可谓“厚德载物”的典范。2010 年 9 月 9 日，萧龙友先生诞辰 140 周年、逝世 50 周年，故宫博物院在北京隆重举办了“萧龙友先生捐赠文物精品展”，以缅怀先生，并表彰先生的收藏鉴赏水平和拳拳爱国情怀。萧龙友先生是一代举子、一代儒医，精通文史，书法绝伦，是中国近代史上中医界的泰斗、国学家、教育家、临床大家，是四川的骄傲，也是吾辈的楷模！

追源溯流　振兴川派

时光飞转，掐指一算，我自 1974 年赤脚医生的“红医班”始，到 1977 年大学学习、留校任教、临床实践、跟师学习、中医管理，入中医医道已 40 余年，真可谓弹指一挥间。在中医医道的学习、实践、历练、管理、推进中，我常常心怀感激，心存敬仰，常有激情和冲动，其中最想做的一件事就是将这些中医药实践的伟大先驱者，用笔记录下来，为他们树碑立传、歌功颂德！缅怀中医先辈的丰功伟绩，分享他们的学术成果，继承不泥古，发扬不离宗，认祖归宗，又学有源头，师古不泥，薪火相传，使中医药源远流长，代代相传，永续发展。

今天，时机已经成熟，四川省中医药管理局组织专家学者，编著了大型中医专著《川派中医药源流与发展》，横跨近2000年的历史，梳理中医药历史人物、著作，以四川籍（或主要在四川业医）有影响的历史医家和著作为线索，厘清历史源流和传承脉络，突出地方中医药学术特点，认祖归宗，发扬传统，正本清源，继承创新，唱响川派中医药。其中，“医道溯源”是以清代以前的川籍或在川行医的中医药历史人物为线索，介绍医家的医学成就和学术精华，作为各学科发展的学术源头。“医派流芳”是以近现代著名医家为代表，重在学术流派的传承与发展，厘清流派源流，一脉相承，代代相传，源远流长。

我们在此基础上，还编著了“川派中医药名家系列丛书”，汇集了一大批近现代四川中医药名家，遴选他们的后人、学生等整理其临床经验、学术思想，编辑成册。丛书拟选择100人，这是一批四川中医药的代表人物，也是难得的宝贵文化遗产。今天，经过大家的齐心协力终于得以付梓。在此，对为本系列书籍付出心血的各位作者、出版社编辑人员一并致谢！

由于历史久远，加之编撰者学识水平有限，书中罅、漏、舛、谬在所难免，敬望各位同人、学者，提出宝贵意见，以便再版时修订提高。

中华中医药学会　副会长

四川省中医药学会　会　长

四川省中医药管理局　原局长　杨殿兴

成都中医药大学　教授、博士生导师

2015年春于蓉城雅兴轩

张序

天府四川，被誉为“中医之乡”，尤其在成都中医学院（现为成都中医药大学，简称“成中医”）建校之初的年代，四川名医群星闪耀，贤者毕集，彭宪彰老师即其一也。彭老师出身于中医世家，少年时拜师学医，青年时接受中医院校教育的系统训练，中医功底颇为扎实，毕业后悬壶乡里，医名逐渐广传。1956 年，成中医建校之时，彭宪彰老师奉调入校任教，我遂有幸与彭老师结师生之缘。更有幸的是，我与彭老师还有十分深厚的同事之情。我于 1963 年毕业后留校，一直在成中医的大内科工作，与彭老共事近三十载，对彭老十分了解，及至我后来成为大内科主任，则对彭老了解更深。与彭老相处的几十年间，承蒙彭老日日耳提面命，无私传授书本之外的真知灼见和宝贵经验，这份情谊我深铭五内。

彼时学院初立，师生数量皆不多，大家课内课外经常见面，相互十分熟悉。我对彭老师最深刻的印象就是“认真”二字，兢兢业业，勤勤恳恳，不追名，不逐利，认认真真教学生、认认真真诊病患、认认真真做学问，几十年如一日地坚守教师和医生的平凡岗位。实际上，彭老师的中医学术水平和临床专业水准，在当时的中医学院乃至全国中医界可称首屈一指，令人敬仰不已，尤其他扩展了“麻杏石甘汤”的应用范围，是活用经方的典范，真正做到了“师古而不泥古”，因此我们这些学生，对彭老师十分敬重。后来我走上临床工作，在与彭老师共事的几十年间，对老师更加了解，也愈加感动与敬佩于彭老师甘于平淡、一丝不苟的“认真”精神。无论环境如何变迁，彭老师始终坚守本职本心，颇具“颜子”之贤，实令人仰慕！

那个时代，由于渠道有限，出版专著、发表论文是非常困难的，且彭老师对此并不热衷，因而留世资料不多，仅有一部《叶氏医案存真疏注》和几十篇文章。现在再想得窥彭老师中医学验之全貌，已经相当困难，实为中医传承的一大损失，令人扼腕叹息！今幸有后学马烈光、蒋建云，在四川省中医药管理局课题支持下，全面搜集彭老师的学术资料，加以整理总结，而撰成《川派中医药名家系列丛书——彭宪彰》一书出版，其功上可告慰先人，下可启发后学，乃医林功德之举，亦弥补我多年来的遗憾，对此我十分支持！

我这个时代的中医人是幸运的，生逢老一辈中医泰斗毕聚成都的盛况，得到他们当面谆谆教诲，给我们一生的中医之路指引了正确方向，打下了扎实的基础。现在的年轻中医，虽不能亲睹前辈风采，然通过品读他们的著作，验之临床实践，也可得窥堂奥，令中医传续不绝，实为幸事！故希望《川派中医药名家系列丛书——彭宪彰》的读者，能沿彭老师之路，立足经典、传承精华，抓住“辨证”核心，认真体味彭老师的学术精髓，并将之发扬光大、守正创新，则不负我辈中医之时代责任也！

彭老师大医精诚风格难以尽述，吾以小诗收尾点赞：

立身颜子样，思邈大医功。
蚕老丝方尽，高风门弟崇。

张发荣

2023 年 6 月

张发荣，男，1935 年生，成都中医药大学资深教授、博士研究生导师，享受国务院政府特殊津贴。为全国名中医、全国老中医药专家学术经验继承工作指导老师、首届四川省名中医。曾任成都中医药大学中医内科教研室主任、附属医院大内科主任。兼任中华中医药学会糖尿病专委会副主任委员、四川省中医药学会糖尿病专委会主任委员；美国俄勒冈东方医学院客座教授、荣誉博士学位。

前言

自古以来，四川地区有“中医之乡”“中药之库”美称，不仅群贤毕集，复名医辈出，代有传人，特色突出，蔚为大观，乃自成川派而名震医界。尤其在近现代，名噪一时的中医学家，如唐容川、郑钦安、沈绍九、萧龙友、蒲辅周、冉雪峰、熊寥笙、李重人、任应秋、杜自明、李斯炽、吴棹仙等，均铭刻四川烙印，为川派医家。如此众多出类拔萃的中医前辈名宿，其医德、医术、医学著述、临床经验、学术思想及治学方法，都是生长、开放在四川这片沃土上的瑰丽奇葩，为我国中医药事业的发展增添了光辉篇章，是一份十分值得珍惜、借鉴和弘扬的、独具特色的宝贵民族文化遗产和精神财富，当为后人认真传承和研究。

彭宪彰是四川省仁寿县人，出生于中医世家，拜师于当地名老中医黄文邦，家学师传，为他打下了极为深厚的中医功底。后于 1947 年考入四川国医学院，1956 年奉调成都中医学院内科教研组从事医教研工作。彭老师学验俱丰，堪称大家。学术方面，彭老师于寒温两端皆有创见，曾于 1983 年至 1984 年，在《成都中医学院学报》上连载《伤寒六十八论》，可谓一生研究《伤寒论》的经验总结；并在晚年时，将自己对清代温病学家叶天士的研究心得，整理、撰写为《叶氏医案存真疏注》出版，获得了成都中医学院科技成果一等奖。临床方面，彭老师于 1944 年 27 岁时就已悬壶业医，直至 1989 年去世，医龄近半个世纪。

彭老师临床擅长治疗内科杂病，辨证灵活，师古而不泥古。尤善用经方，能结合具体情况加减化裁、知常达变、大胆创新，每于平凡之中见奇效。如他用宣肺清热的麻杏石甘汤加减治疗遗尿，广开遗尿治疗的思路，更对麻杏石甘汤这一经方的运用做了大胆开拓，被誉为活用经方的典范；用赞化血余汤治疗严重脱发，及对呃逆、久泻、口舌糜烂等久治不愈之症的治疗等，都体现出其出奇制胜的独到经验。

彭老师教学经验更为丰富，投身教学时间甚至早于从医。彭老师之教学，润物化雨，启蒙解惑，发人深省。他未考入四川国医学院之前，曾长期在当地小学教学，对于发现学生疑惑之处有特别的敏锐感，能从微小细节体察学生的困蒙而一针释之，并善于利用各种教学方式提高学生的学习兴趣。20 世纪 70 年代早期，我们在成都中医学院攻读本科时，就有幸聆听了彭老师讲授的《中医基础理论》《中医内科学》等课程，尔后又曾长期跟随彭老师临床学习，对彭老师深厚理论功底、精准辨证和举重若轻的治疗手段十分敬佩。更幸运的是，毕业留校后，得以与彭老师共事，受恩师耳提面命，师生关系日深于一日，也对彭老师有更深的了解。彭老师晚年时，曾将其积累一生心血的手稿相托付，我们颇感荣幸，更感到责任重大。恩师实乃川派中医大家，惜一生奉献临床，未有足够时间细致总结自身经验。今为弟子者，能为师效力，传师衣钵，以彰恩师之学验，报恩师之化育，洵实幸甚也！

2015 年时，四川省中医药管理局下达课题，欲广集近现代巴蜀名医之经验，汇成《川派中医药名家系列丛书》，彭老师作为近现代川派名医之杰出者，自不可少。自课题获立，喜不自胜，遂整理现有资料，联系彭老师后人，起沉遗世实物，夙兴夜寐，稿凡屡易，克竟告成，唯望先师之术再彰，川医之名更扬。

马烈光　蒋建云
2023 年 6 月于成都中医药大学

目　录

生平简介

川派中医药名家系列丛书

彭宪彰

一、个人简历

彭宪彰（1917—1989），又名德锡，四川省仁寿县人。出生于中医世家，其祖父、父亲均行医多年，为当地名医。宪彰自幼耳濡目染，受家庭熏陶，乃立志学医，继承祖业，秉承乐善好施之美德，为人治病，解除痛苦。后经人介绍，拜师于当地名老中医黄文邦。宪彰刻苦学习，很快将《伤寒论》《金匮要略》《神农本草经》《长沙方歌括》《医经精义》等书熟读成诵，深得老师器重，为后来在学术上专于伤寒杂病打下了良好基础。1944 年，他又拜师于本县名老中医陈禹范门下，遵从老师嘱咐，认真研读《温病条辨》一书，对他后来善用温病方药启示甚深；同年在仁寿县救济院施济所做医生，求诊者云至；1947 年考入四川国医学院，学习至 1950 年；1953 年参加仁寿县巡回医疗队，任组长；1954 年参加仁寿县汪洋区巡回医疗队，被县卫生科评为先进；1955 年考入成都中医进修学校，学习一年；1956 年任仁寿县汪洋区碗厂乡联合诊所所长，同年调入成都中医学院内科教研组，从事教学和医疗工作；1981 年晋升为中医内科副主任医师。

二、教学、临床、科研

彭宪彰从事中医专业本科《中医基础理论》等课程教学和临床带教工作多年，治学严谨，学识渊博，诲人不倦。重视理论联系实际，认为中医学是基础理论与临床实践并重的一门应用学科，主张课堂教学和临床实习相结合，长期坚持边教学边门诊，具有丰富的教学和临床带习经验。他学遵仲景，但不拘泥于一家之言，常教育学生要博采众家之长，取长补短，并融会贯通，灵活运用于临床。

他长期从事中医临床诊疗工作，对医疗技术精益求精，为患者诊治一丝不苟。他积 40 余年之经验，擅长治疗内科杂病，辨证灵活，善用经方，能结合具体情况加减化裁，每于平凡之中见奇效。其用宣肺清热的麻杏石甘汤加减治疗小儿遗尿，说明遗尿也可由肺热郁结，或痰热郁肺伤阴，导致膀胱开阖失司而成，不仅广开遗尿治疗的思路，更对麻杏石甘汤这一经方的运用做了大胆开拓，被誉为活用经方的典范。此外，如用赞化血余汤治疗严重脱发，对呃逆、久泻、口舌糜烂等久治不愈之症的治疗，都有独到的经验。

晚年他参与著名老中医戴云波先生治疗痹证经验的整理研究，与有关方面合作，开发出了中医痹证诊疗和辅助教学的计算机系统，并应用于临床，获得了较好效果，为加速总结和推广名老中医的宝贵医术提供了一条新的途径，获1982年“四川省科技进步”四等奖。该成果在京展出期间，曾受到中央领导同志的重视和关心。之后，又将其治疗脱发、胃脘痛、胁痛、遗尿、咳嗽等病的临床经验陆续开发出计算机诊疗系统以推广应用，均取得满意效果。他对清代温病学家叶天士学术思想的研究造诣颇深，经反复琢磨，多次修改，著成了《叶氏医案存真疏注》（四川科学技术出版社，1988），获学院“科技成果奖”一等奖。教学及临床之余，仍常研读《伤寒论》，对各家注释条分缕析，逐字逐句，校正谬误，写成《伤寒六十八论》（成都中医学院学报，1983 ～ 1984）。从其传世手稿来看，实应为《伤寒六十九论》，其中对伤寒学说多有发挥。

三、学术主张

彭老师于伤寒及温病均有很深的学术造诣，尤其长于临床应用。彭老师擅长使用经方治疗杂证，并首创麻杏石甘汤治疗小儿遗尿症，开创以宣法治疗遗尿症的先河，有助于开拓中医辨证思路。结合温热学派的辨治体系，根据病情自拟处方治疗温热诸证，颇有独到之处。处方用药重视顾护“后天之本”，兼顾脾胃，不喜用攻伐之药，在治疗中贯以用药平和；考虑患者体质的同时，兼顾四时地域特征，具有“审因施治”的用药特点。此外，彭老师治学态度严谨，辨治思维灵活变通，在批判性地继承前人学术思想及临床经验的基础上，勇于不断地创新。

临床经验

川派中医药名家系列丛书

彭宪彰

一、医案

（一）温病

1. 温病伤阴

陈某，男，7岁。1953年5月2日初诊。

其母代诉：患儿于两天前午后，与群儿出外游戏。归家后，忽然浑身发热汗出；次晨即现两足不能立地，四肢抽搐，项强。家人骇极，故带其子来延余诊。

刻诊：除上述症状全具外，面色微赤，发热汗出不止，舌苔白黄而燥、质微红，口渴，小便短赤而涩，两手脉细数而无力。

辨证：此乃温病伤阴也。《素问·痿论》说："阳明者，五脏六腑之海，主润宗筋，宗筋主束骨而利机关也。"今湿热入于阳明，津液被劫，宗筋失润而纵缓，带脉不引，是以筋骨懈怠，机关失运，而两足不能履地；肝主筋，肝经之脉，上行夹胃，胃热伤阴，阴虚则筋脉失养，风火内旋，故项强而四肢抽搐；湿热入于阳明经，故面赤、发热、汗出、口渴；热入气分，已伤营阴，故舌白黄而燥、质微红、小便短赤而涩。遂立息风清热养阴法治疗，用薄荷、钩藤、菊花以息风热，知母、贝母、连翘以清热，玄参、麦冬以养阴，甘草调和诸药。此方标本兼治，加以治疗及时，故服后奏效甚捷。

治法：息风清热养阴。

处方：薄荷6g（后下），钩藤10g（后下），菊花10g，知母10g，贝母10g，连翘10g，玄参12g，麦冬10g，甘草3g。

水煎服，2剂。

5月6日，据患者之母说：自服前方以后，诸症已愈，健步已如常人。

2. 热伏营分

尹某，女，16岁。1952年12月14日初诊。

家属代诉：发热头痛已数小时。昨日从学校归家，夜半时突然头昏疼痛，发热无汗，口渴心烦，恶热，呕吐。家人尽骇，急求某医生用西药治疗后，诸症如故，因此求余往诊。

刻诊：除上述各症全具外，舌苔白而无津液，质红；左脉细，右脉伏。

辨证：此乃温病，热伏于营分所致。外感温热之邪，故头昏疼痛、发热、口渴；热伏于里，不能外达于表，故心烦恶热、发热无汗、呕吐，而脉亦现伏象；温热伤阴，故舌苔白而无津液、舌质红、左脉细。乃立清营透热法以治之。方中用玄参以补水，花粉以生津，金银花、连翘、黄芩以清热，竹茹以清热止呕，菊花、钩藤、僵蚕以祛风，蝉蜕、薄荷轻宣以透邪外达，再用甘草以调和诸药。本方表里兼顾，故用之有效。倘此病徒用药以治表，则内热更炽，阴液更伤；徒用药以清里，则邪无外达，必致成痉厥，治之较难矣。故医者于此，认证既的，而治疗尤当及时，方不致误人性命也！

治法：清营透热。

处方：玄参 12g，花粉 12g，金银花 10g（后下），连翘 10g，黄芩 10g，竹茹 10g，菊花 10g，钩藤 10g（后下），僵蚕 10g，蝉蜕 10g（后下），薄荷 10g（后下），甘草 6g。

水煎服，1 剂。

12 月 16 日复诊：服前方后，各症均减轻，呕吐、心烦已止，口渴，舌苔白而少津液，质红。两手脉浮数、按之无力，此伏热已由营分透出卫分，故脉现浮数，唯阴液虚少，故脉重按无力。遂立祛风清热养阴法以治之。用玄参、生地黄以养阴，麦冬、花粉以增液，金银花、连翘、淡竹叶以清热，薄荷、菊花以祛风，甘草协和诸药。阴液足，内热清，外邪解，故诸症自愈。

治法：祛风清热养阴。

处方：玄参 12g，生地黄 12g，麦冬 10g，花粉 10g，金银花 10g（后下），连翘 10g，淡竹叶 10g，薄荷 10g（后下），菊花 10g，甘草 6g。

水煎服，2 剂。

3 日后随访，患者服药后诸症痊愈，已入校读书矣。

3. 温病误汗伤阴，阳明腑实

杨某，男，18 岁。1954 年 8 月 21 日初诊。

家属代诉：腹胀痛、大便不通已 4 天。4 天前突然头痛发热，汗出，口渴，前医以风热论治，施以银翘散 1 剂，服后头痛略减，而余症如故；继施以苏叶、防风、荆芥等辛散之品，乃汗出不止，口渴愈甚，甚至腹胀痛、大便不通。故延余与叶子永医师往诊。

刻诊：患者神昏谵语，面垢齿燥，舌苔黑而无津，质红，口渴饮冷、量多，扪其腹则胀痛拒按，午后潮热，汗出，已三日未进食，左脉细涩，右脉沉实。患者之父母年逾花甲，只此一子，见其子病垂危，声泪俱下，哀求救命。

辨证：此乃温病，由于误汗伤阴，而成阳明腑实不通之证也。因阳明腑实不通，故现腹胀痛拒按；胃络上通于心，肠胃热邪充斥，则心神被扰，故现神昏谵语；柯韵伯《伤寒论注·阳明病脉证下》注释说："申酉为阳明主时，即日晡也。"因阳明腑实不通，当此阳明正旺之时，内热熏蒸，故现午后日晡时，潮热汗出；阳明热盛伤津，故口渴；阳明之脉上于面，阴伤则面之光泽不华，故面呈垢浊；《素问·阴阳应象大论》说："心主舌。"又说："肾生骨髓……在色为黑。"叶香岩《外感温热篇》说："齿为肾之余。"因肾水亏虚，心火不炎，故齿燥、舌苔黑而无津、质红；右脉沉实，表明阳明之腑实不通；左脉细涩，表明少阴之肾阴虚衰也。余与叶医师遂共立咸寒苦甘，以苦辛通降法，用增液汤合大承气汤以治之。方用玄参、麦冬、生地黄以滋阴泻火；枳实、厚朴以破气散满；大黄、芒硝以下有形积滞，此仿古人"助水行舟"法也。

治法：清热通便养阴。

处方：增液汤（《温病条辨》）合大承气汤（《伤寒论》）。玄参30g，麦冬20g，生地黄24g，枳实10g，厚朴10g，生大黄10g，芒硝12g。

1剂。

上7味，以水三盅，先煎枳实、厚朴，煮取二盅；去滓，纳大黄，再煮取一盅；去滓，纳芒硝、玄参、生地黄、麦冬，更上微火，约数分钟。分温三服，以至腹不拒按为度。

8月23日二诊：服前方后，患者神志已清，大便已通，唯粪色黑而光亮，混有暗褐色血液，胸腹胀痛减轻。舌苔已转黄燥，中带微黑；右脉沉而有力，左脉细、已无涩象，身微汗。仍以前法治之，方药同前，唯减轻剂量。

处方：玄参24g，麦冬12g，生地黄18g，枳实3g，厚朴6g，生大黄6g，芒硝6g。

1剂，煎服同前。

8月25日三诊：胸腹胀痛已除，大便已转正常，食欲欠佳，舌苔微黄少津、质微红，两手脉细。盖脉细主气衰，舌苔微黄少津亦属阴亏之象，因胃之气阴亏损，故见症如是。《温病条辨·中焦》第12节说："阳明温病，下后汗出，当复其阴，用益胃汤主之。"今本此理，乃立甘凉法，用益胃汤加味以调养之。方中用明沙参、玉竹以补气阴，生地黄、麦冬、冰糖以补液；再加石斛以益精，梨汁以养胃，用此以善其后也。

处方：益胃汤（《温病条辨》）加味。沙参12g，玉竹12g，生地黄12g，麦冬12g，石斛12g，冰糖10g，梨汁半盅。

2剂。

前5味，先用水煎，去滓；后将梨汁、冰糖冲入药内同服，分作3次服。

8月28日，患者之父率其子特来致谢，并云近日食欲猛增，故其精神大振，身体康复如常。俟后又随访患者2次，皆见康复如旧。

（二）湿温

1. 湿温伤阴

赵某，男，18岁。1953年8月13日初诊。

家属代诉：患者神志昏迷，不省人事已3天。7天以前，患者因下田打谷受雨，次日即现头及一身胀痛，两膝酸痛，胸部胀痛，不欲饮食，午后热甚，呕吐。前医给以辛温解表之剂无效；复更一医，又用清凉之剂，仍无效。病延数日，以至于此。其家属见患者神昏不语，以为无救，故将其置于阶前木板上，待死而已。余至，见举家老幼皆啼哭不止，均向余哀求救命。余亦亟向其家属安慰之，并言尽力而为，以希万一。

刻诊：神志昏迷，四肢厥冷，午后低热，面色黄而鲜明，小便黄，大便已数日未解，启齿见舌苔白厚而干燥；诊两手脉搏，一息四至，沉取乏力。

辨证：此乃湿温伤阴之证也。此病必初为医者治不得法，以致湿遏热伏，熏蒸而发黄；湿热郁蒸过久，上蒙心窍，故神昏；上蒙清窍，故目瞑不欲言；湿遏热伏，故现四肢厥冷而小便色黄；湿热伤阴，故舌苔白厚而干燥；午后低热者，因午后属阴，湿为阴邪，阴邪旺于阴分故也。两手脉缓者，因缓脉有胃气，又主湿邪故也。吴鞠通《温病条辨·上焦》第43节说："头痛恶寒，身重疼痛，舌白不渴，脉弦细而濡，面色淡黄，胸闷不饥，午后身热，状若阴虚，病难速已，名曰湿温。汗之，则神昏耳聋，甚则目瞑不欲言……三仁汤主之。”本证首用辛温之药，发汗以伤阴；继用清凉之品，阻遏其湿热。其与吴氏上述之湿温病由误治之症状，大略相同。因此，拟芳香辛淡法以治之。方中用白蔻仁行气暖胃，建蒲开窍除痰，藿香逐秽，郁金凉心，薏苡仁、茯苓扶脾利水；茵陈、滑石清热渗湿；用片姜黄破血行气；用海桐皮除湿祛风；再用甘草、石斛、梨汁者以其能清热养阴也。本方之药，芳香而不燥，淡渗不伤阴，养阴而不腻，是以用之奏效。不用三仁汤者，盖本证阴伤故也。

治法：芳香辛淡法。

处方：自拟方。白蔻仁 3g（后下），薏苡仁 12g，茯苓 10g，茵陈 15g，滑石 10g（包煎），石菖蒲 6g，广藿香 6g（后下），郁金 10g，石斛 18g，甘草 3g，片姜黄 10g，海桐皮 10g，甜梨汁 2 杯（冲入药内同服）。

以上 12 味，水煎服，2 剂。

8 月 17 日二诊：服前方 1 剂后，四肢已温，神志已不昏迷，既能识人，又能言语，能进稀粥一盅许，自谓两膝酸痛，观其面色微黄，舌苔转白、薄而有津；诊其两手脉搏，一息五至，沉取有力。此时全家见患者各症好转，皆喜出望外！仍用前方去藿香、石菖蒲、郁金，连服 2 剂。

俟后随访 2 次，患者服前方后诸症已愈，已能做一般工作。

2. 热重于湿

胡某，男，40 岁。1951 年 7 月 2 日初诊。

主诉：头痛发热已 3 天。3 天前突现头重痛，胸痞，午后发热，汗少，睾丸肿大，曾服中药未减。

刻诊：除上述症状全具外，腹泻一日二三次，舌苔黄白而滑、质红，口渴饮少，小便黄，脉右关洪大，余脉浮大而虚。

辨证：此乃湿温病，所谓热重于湿也。《素问·生气通天论》说：“因于湿，首如裹。”又《素问·刺热》说：“脾热病者，先头重……身热。”据此，知本病头重痛，为脾经先受湿热，继而窜入经络所致。《素问·金匮真言论》说：“平旦至日中，天之阳，阳中之阳也；日中至黄昏，天之阳，阳中之阴也。”王冰注释说：“日中阳盛，故曰阳中之阳；黄昏阴甚，故曰阳中之阴。”本证现午后身热者，盖湿为阴邪，人受湿邪，当午后阳虚之时，抵抗力弱，湿热熏蒸外达，故午后现身热；太阴之湿，与阳明之热交蒸，热重于湿，故口渴、舌苔黄白而滑、小便黄而右关脉洪大；清气不升，故腹泻；浊气不降，故胸痞；睾丸肿大者，乃脾胃之湿热已涉及肝。然本证之病因实由脾胃之湿热所引起，故不必治肝，而宜清脾胃之湿热，湿热去则诸症自愈，即古人所谓“治病必求其本”也。遂立辛温、甘淡复甘寒法以治之。用三仁汤中之杏仁、白蔻仁以开上焦，宣肺化湿；半夏、厚朴温运湿邪；通草、薏苡仁、滑石淡渗利湿；竹叶清热透邪。另加扁豆、苍术补脾除湿，芦根清热降火。本证虽热重于湿，然方中不复以苦寒，而复以甘寒药者，盖恐苦寒化燥故也。

处方：三仁汤（《温病条辨》）加味。杏仁 10g，薏苡仁 18g，通草 10g，滑石 16g（另包先煎半小时），芦根 18g，厚朴 10g，扁豆 10g，苍术 6g，法半夏 6g，白蔻仁 3g（后下），淡竹叶 10g。

水煎服，1 剂。

7 月 4 日二诊：服前方后，头重痛与胸痞均减轻，腹泻已止，睾丸肿大亦减轻，午后身热已微，出汗稍多，右关脉已不洪大，仍用前方再服 1 剂。

俟后随访 2 次，患者自服前方以后，诸症痊愈，未见复发。

（三）伤暑

1. 伤暑兼薄厥

罗某，男，48 岁。1954 年 6 月 4 日初诊。

家属代诉：患者神志昏迷已 1 天。昨天患者上街赶集，与人发生口角，归家向家人谈诉后，当夜即现头痛，发热，口渴，心烦，微汗出。今晨天明起床，即狂言漫骂，用木棍及家具打人，数分钟后便倒地现神识不清，呼之不应，因此求余往诊。

刻诊：各症如上所述以外，启齿观其舌苔白黄而滑腻、质红，切其左手脉浮弦、右脉浮弱。

辨证：此乃伤暑兼“薄厥”也。盖暑天入市赶集，感受暑邪，故发热、头痛、心烦、口渴；表邪外郁，汗出不透，故微汗而脉浮；患者与人发生口角，必致大怒，大怒则气上逆而不下行，阳气逆，不但血随气上，且痰亦随之上逆而蒙蔽心窍，神明失其所主，故狂言漫骂，甚至倒地不省人事，此即《素问·生气通天论》所谓“阳气者，大怒则形气绝，而血菀于上，使人薄厥”是也。《素问·阴阳应象大论》说：“肝主目……在志为怒，怒伤肝。”本病由于大怒伤肝，肝气郁结，故左脉呈弦象；舌苔白滑腻者，夹痰湿之象也；舌质红者，内热之征也。遂立解表清热、祛痰除湿解郁法以治之。用白芷、秦艽以祛风，香薷、荷叶以清暑，石斛补脾而除虚热，滑石泻热而行水湿，石菖蒲开窍祛痰，广藿梗化痰除湿；用厚朴、杏仁以降气，气降则血与痰俱随之而下行；用郁金以解郁，郁解则肝气自然疏畅；用甘草者，与石斛相配，即《素问·脏气法时论》所谓“肝苦急，急食甘以缓之”之意也。

治法：解表清热，祛痰除湿，佐以解郁。

处方：自拟方。白芷 10g，秦艽 10g，香薷 10g，荷叶 10g，石斛 10g，滑石 10g（另包先煎），石菖蒲 10g，广藿梗 10g，厚朴 6g，杏仁 10g，郁金 10g，甘草 3g。

水煎服，1 剂。

6 月 6 日二诊：患者发热已止，神识清醒，已能言语，略进稀粥半碗。自诉头两侧及前额痛，一身胀痛，恶寒汗出，口苦，口微渴，胸胀痛，噫气，四肢倦怠，小便黄而涩痛。舌苔白、质红，两手脉同前。此暑邪与痰湿俱减轻，然外有寒邪而内有肝热郁结，兼脾气虚弱，故见证如是。宜改用解表和里、疏肝清热除湿法。用柴胡散肝木之郁，兼能和中解表；龙胆草泻肝胆之火，能除下焦湿热；白芷祛风除湿，党参益气补中，天花粉清热生津，薏苡仁清热利湿。用杏仁、桔梗、木香、枳壳以调气，即汪昂《本草备要》所谓“怒则肝气上，肺气调，则金能制木而肝平”也。用甘草者，一则协和诸药，一则缓肝之急也。

治法：解表和里，疏肝清热除湿。

处方：自拟方。柴胡 12g，龙胆草 10g，白芷 10g，党参 12g，天花粉 12g，薏苡仁 18g，杏仁 6g，桔梗 10g，枳壳 6g，木香 6g，甘草 6g。

水煎服，1 剂。

5 日以后随访，患者自服前方后，各恙均愈，已能参加劳动矣。

2. 伤暑夹湿与食

王某，男，18 岁。1954 年 9 月 11 日初诊。

家属代诉：胸腹胀痛，神昏谵语已 6 天。6 天前，因在烈日中下田打谷，受暑与湿；加以饮食不慎，以致停食。遂现发热汗出，头项强痛，头昏且重，心烦口渴，胸腹胀痛等症。前医用辛温解表之药，服后汗出不止，口渴益甚，反增他症，命濒于危。

刻诊：患者神昏谵语，午后潮热，面垢，涎汗多；有时呼心中难过，口渴，口苦，头重痛。扪其腹则胀痛拒按，噫气臭，大便稀溏色黄，小便短赤，舌苔黄黑而燥、质红，左手脉细，右手脉濡。

辨证：此乃暑热伤阴，且夹湿邪与宿食也。因伤暑热，故发热、汗出、心烦、口渴、口苦；因外受湿邪，故头项强痛、一身胀痛、头昏且重；胃中热盛，与宿食相合，阻滞于中，故胸腹胀痛拒按而噫气臭，且现潮热、谵语；阴津亏损，故舌苔黄黑干燥而质红，左手脉细、右手脉濡；小便短赤乃内热伤阴之征；大便稀溏为脾经有湿之象。此大便稀溏，与《温病条辨·中焦篇》阳明温病之“热结旁流”不同。“热结旁流”乃纯利稀水而无粪，此乃水粪夹杂，故知脾经有湿也。本证已面临阳明津液极亏之候，设使顾虑大便稀溏而不敢下，则危在旦夕矣。《素问·至真要大论》有“通因通用”之法，本证宜仿用之。遂立攻里养阴，佐以祛风除湿法。用山楂、神曲健脾消食；枳实、厚朴下气宽肠；大黄、芒硝荡涤邪热；石斛、天花粉益阴生津；玄参壮水而制火；秦艽祛风而除湿；炙甘草以缓正气。此方乃用大承气汤加味而成，只宜暂用，俟胃中之实热与宿食去，津液已生，神志清醒，随即当扶脾除湿，此中医治病所以有先后缓急之不同也。

治法：攻里养阴，佐以祛风除湿。

处方：大承气汤（《伤寒论》）加味。山楂 10g，神曲 10g，枳实 6g，厚朴 10g，大黄（酒洗）10g，芒硝 12g，石斛 12g，天花粉 12g，玄参 12g，秦艽 24g，炙甘草 6g。

1 剂。

上 11 味，以水三盅，先煮枳实、厚朴，煮取二盅；去滓，纳大黄、山楂、神曲、石斛、天花粉、玄参、炙甘草，煮取一盅；去滓，纳秦艽、芒硝煮一二沸。分温作 2 次服。

9 月 13 日二诊：患者服药后，解出黑黄色稀大便许多，已不潮热，胸腹已不胀痛；舌苔已转为微黄色，质微红，略有津液；唯一身胀痛、头昏重痛及脉象同前，食欲不振，时饮热汤，小便黄而涩痛。此乃内有余热未清，外之湿邪未除，加以脾虚胃弱，宜改用扶脾燥湿、清热养阴法以收功。用泡参以扶脾益气，苍术以燥湿强脾，陈皮快膈调中，秦艽散风除湿；薏苡仁与滑石，补脾胃而行水；石斛配甘草，除邪热而益阴。盖胃为阳土，脾为阴土，胃喜润而恶燥，脾喜燥而恶湿。本证因胃中之余热未清，故须用润剂；脾经之湿邪未除，故宜施燥药。润剂与燥剂虽相反，然见证如此，二者相伍，其实乃相得益彰。

治法：扶脾燥湿，清热养阴。

处方：自拟方。泡参 12g，苍术 10g，陈皮 10g，秦艽 18g，薏苡仁 30g，滑石 12g（另包先煎），石斛 12g，甘草 3g。

水煎服，2 剂。

4 日以后随访，患者服前方后诸症已愈，并又参加劳动矣。

（四）伏暑

1. 伏暑受新凉

杨某，男，14 岁。1954 年 9 月 23 日初诊。

家属代诉：头痛发热已两天。两天前，患者自学校归家后，即感觉头昏重痛，腿痛，寒热如疟状，一日发作数次，急来求诊。

刻诊：一身无汗，微咳，口苦，口渴饮冷，小便色黄，大便正常，舌苔白而干燥、质红，两手脉濡。余症同前所述。

辨证：此乃伏暑感受新凉引发，并夹湿与伤阴也。因伏天所受之暑，其邪盛患于当时，其邪微发于秋后。是时凉风飕飕，侵袭肌肤，新邪欲入，伏气欲出，故寒热发作如疟而无汗；热伏于内，故口苦、口渴而饮冷；热伤于肺，故微咳；暑中夹湿，故头昏重痛与腿痛；热极伤阴，故舌苔白而干燥、质红、两手脉濡。遂立解表清暑利湿法以治之。用薄荷以散风，青蒿以解暑；连翘清心，黄芩泻热，薏苡仁、滑石以利湿，天花粉、石斛以益阴；少佐青皮者，一则助薄荷之发汗散邪，一则使体内之气机流动，有益于湿邪之外出，而不为天花粉、石斛之碍于湿；再加甘草者，协和诸药也。

治法：解表清暑利湿。

处方：自拟方。薄荷 10g（后下），青蒿 10g（后下），连翘 10g，黄芩 10g，薏苡仁 10g，滑石 10g（另包先煎），天花粉 10g，石斛 10g，青皮 6g，甘草 3g。

水煎服，1 剂。

3 日后随访，患者服前方后，诸症已痊愈。

2. 伏暑夹湿

张某，男，25 岁。1954 年 9 月 27 日初诊。

主诉：头痛发热已 4 天多。4 天前因务农回家后，突然头昏重痛，腰痛；寒热如疟，热多寒少，每日发作数次；汗少，口苦，心烦，口渴饮冷。前医用小柴胡汤从少阳经中风论治，服药后无效。

刻诊：除上述症状全具外，舌苔白而厚腻，质红，两手脉缓而滞，小便黄，大便正常。

辨证：此乃伏暑夹湿之证也。《素问·生气通天论》说："因于露风，乃生寒热。"《素问·脉要精微论》说："风成为寒热。"本病乃暑天所受之暑，因其邪尚微，当时未发，遇秋季凉风侵袭肌肤，在外之新邪与在内之伏气相搏，出者不得其出，入者不得其入，故寒热如疟。疟疾之发作有定时，此则因新邪与伏气相搏，则寒热发作，不相搏时则寒热停止，故寒热无定时而一日数发，所以称为"如疟"也。本证因暑多于湿，故寒热发作时，热多寒少；暑热内盛，故口苦、心烦、口渴饮冷、小便黄；暑中夹湿，故头昏重痛、腰痛、舌苔白而滑腻、脉缓而滞。如从证治则宜凉，从脉治则宜温。药徒用凉，则湿不能去；药徒用温，则热势必增。遂立清暑燥湿法治之。用青蒿、荷叶以解暑，知母、黄芩以清热，滑石解肌行水，泽泻行水利湿。厚朴平胃调中，且能散湿；苍术补脾燥湿，兼能发汗。用石斛者，因防苍术、青皮等之过于温燥而伤阴液也。

治法：清暑燥湿。

处方：自拟方。青蒿 10g（后下），荷叶 10g，知母 10g，黄芩 10g，滑石 10g（另包先煎），泽泻 10g，厚朴 6g，苍术 6g，青皮 6g，甘草 3g，石斛 12g。

水煎服，2 剂。

3 日后随访，患者诸症已愈。

3. 产后伏暑

张某，女，40 岁。1952 年 8 月 21 日初诊。

主诉：一身疼痛，时寒时热已 5 天。3 年前，因秋天在产褥中受凉，现恶寒无汗、心烦口渴，乃卧床盖被过厚以求汗，不久即汗出而解。此次正当产后 10

余日，又感受凉风，有时微热，有时微寒，心烦口渴，卧床自盖厚被，仍汗出而外邪已解。然自此以后，卧时盖被则心烦汗出、骨中烧痛，倘若弃被不盖，则被凉风侵袭而骨中冷痛。

刻诊：除表邪已解外，有心烦口渴、气短心累、四肢倦怠、自汗出、舌苔白而无津、两手脉濡等症。

辨证：此乃暑热伤阴夹湿之证也。因胎前感受暑邪较轻，当时未发，继而产后秋凉乘虚侵入肌肤，引动伏邪外出而不能，遂致寒热交替发作。今患者卧时自盖厚被，虽汗出而外邪已解，然而热未消，故心烦口渴、汗出、盖被则骨中烧痛；暑伤元气，故短气、心累、四肢倦怠无力；热伤阴津，故舌苔白而无津液、两手脉濡；至于弃被不盖，则骨中冷痛者，湿阻经络之象也。薛生白《湿热病篇》说："暑月热伤元气，气短，倦怠，口渴，多汗，脉虚而咳者，宜人参、麦冬、五味子等味。"叶香岩《温热论・三时伏气外感篇》说："张凤达云：暑病首用辛凉，继用甘寒，再用酸泄、酸敛，不必用下，可称要言不烦矣。"今余师其意，乃立甘寒、甘淡，复酸敛法治之。用明沙参、麦冬、五味子养阴以补元气，此即孙思邈之"生脉散"，不过以明沙参换人参，专补肺之气阴，以清心耳。另加连翘以清心，荷叶以解暑，丝瓜络以通经络，白扁豆以解暑热，六一散与通草清热利湿。本证之湿，只宜甘淡，不可与温燥。倘用苍术辛烈之品，不唯燥伤津液，且汗出愈多，元气更伤，杀人如反掌矣。

处方：生脉散（《千金要方》）加减。明沙参 12g，麦冬 10g，五味子 6g，连翘 10g，鲜荷叶 10g，丝瓜络 12g，白扁豆 12g，滑石 10g（另包先煎），甘草 3g，通草 10g。

水煎服，2 剂。

3 日后随访，患者自服前方后，精神好转，已无别恙。

（五）痢疾

1. 湿热兼瘀血阻滞

庞某，男，49 岁。1956 年 11 月 15 日初诊。

主诉：腹痛，下痢已半年余。1950 年秋季曾患痢疾 1 次，经服中药治愈。今年 2 月，又现大便有红白色之黏液，一日解便数次；伴有腹痛，里急后重，口苦，食欲减退等症。经西医检查，诊断为细菌性痢疾。某医师曾用白头翁汤或香连丸与之服数剂未效。

刻诊：除上述诸症全具外，有舌苔黄白少津、质淡红、边缘呈青紫色；左关脉沉弦而数，右关沉弱。

辨证：本证即《素问·通评虚实论》所称之“肠澼”，亦即今日所谓之痢疾也。本证之痢疾乃肠胃中之湿热合瘀血阻滞，且肝郁化热伤阴，而又兼脾气虚弱之证也。因湿热阻滞于肠，故里急后重而下痢频繁；湿热阻滞于胃，故口苦、舌苔黄白而胃纳减少；肝气乘脾，故腹痛；肝脉应于左关，脾脉应于右关，又肝主疏泄，今肝郁不疏，郁久化热伤阴，故左关脉沉弦而数；脾主升运，今下痢日久，脾气下陷，故右关之脉现沉弱；湿热郁阻于肠胃过久，以致瘀血停留，故舌质呈青紫色。本病乃虚实兼有，寒热错杂之证。白头翁汤虽能清肠胃之湿热，然若寒药多，不适宜脾气之虚弱者；香连丸虽能清湿热而调气，然木香香燥，又不适宜肝阴之亏损者。是以两方皆用之而无效。遂与某医师共立寒温并进、清热燥湿、祛瘀解毒法以治之。用黄连除湿热而厚肠胃，干姜燥脾湿而补脾阳；金银花、土茯苓合甘草，能泻热以解毒；乌梅、白芍配甘草，能泻肝而益阴；再用生地黄、桃仁、丹皮者，凉血散瘀也。

治法：寒温并进，清热燥湿，祛瘀解毒。

处方：自拟方。黄连 12g，干姜 10g，金银花 30g，土茯苓 30g，乌梅 15g，白芍 15g，生甘草 10g，桃仁 10g，生地黄 12g，丹皮 10g。

水煎服，1 剂。

11 月 17 日二诊：服前方后，腹痛减轻，大便次数减少，食欲增加，舌苔黄白已有津液，脉象与余症同前。因见舌有津液，仍用前方去生地黄、丹皮之泻火凉血。

处方：黄连 12g，干姜 10g，金银花 30g，土茯苓 30g，乌梅 15g，白芍 15g，生甘草 10g，桃仁 10g。

水煎服，2 剂。

患者于 12 月 1 日特来致谢，并说服前方后，诸症痊愈，已上班工作。以后随访半年，前证未见复发。

2. 湿热积聚兼少阳中风

刘某，女，55 岁。1952 年 9 月 10 日初诊。

主诉：大便下痢已一周多。一周前忽然腹痛，大便下赤白之黏涎，一日十余次；伴有里急后重，口苦，寒热往来，汗出等症。西医检查，诊断为细菌性痢疾。服西药数日后，大便次数略有减少，余症如前。因患者不愿服西药，故延余诊治。

刻诊：除上述诸症悉具外，有舌苔白黄有津、质红、脉弦数有力。

辨证：此乃肠中湿热积聚酿成之痢疾，兼少阳之中风证也。汪昂《医方集解·泻火之剂》于“香连丸”注释说：“痢为饮食不节，寒暑所伤，湿热蒸郁而成。”又说：“湿热之积，干于血分则赤，干于气分则白，赤白兼下者，气血俱病也。后重里急者，气滞不通也。”上述一段，可为本证大便下痢赤白之注脚。

本证因风中于少阳经，邪在半表半里，邪入与正气相搏于胁下，正邪交争，故寒热往来；热蒸而胆气上溢，故口苦；表有邪，故舌苔白而有津液；内有热，故舌苔黄而质色红；少阳受病，故脉弦；腑中有热，故脉数。立法宜清热除湿、和解少阳，用小柴胡汤加减治之。以柴胡、黄芩和解半表半里之邪；甘草和中解毒；因恐人参、大枣之壅以碍湿，生姜、法半夏之辛温以增热，故弃而不用；另加白芍、当归调和血脉，黄连清热燥湿。此表里兼治之方也。

治法：清热除湿，和解少阳。

处方：小柴胡汤（《伤寒论》）加减。柴胡 15g，黄芩 10g，白芍 10g，当归 10g，黄连 10g，甘草 3g。

水煎服，1 剂。

9 月 12 日二诊：服前方以后，寒热往来已减轻，余症如前。仍用前方加枳壳、桔梗以调气，唐宗海《血证论·便脓》说：“调血则便脓自愈，调气则后重自除。”本方用当归、白芍、枳壳、桔梗者，盖祖此语也。

处方：柴胡 15g，黄芩 6g，白芍 10g，当归 10g，枳壳 6g，桔梗 6g，黄连 6g，甘草 3g。

1 周后随访，得知患者服药后，诸症痊愈。

3. 久痢

周某，女，45 岁。1986 年 12 月 30 日初诊。

主诉：大便下血已 1 年多。1985 年 4 月初，开始解血大便，于湖北省某医院住院。经西医检查，诊断为非特异性结肠溃疡。服中西药治疗，2 个月未效。1986 年 5 月又住湖北省另一医院治疗，当时每日大便 10 余次，血多于大便，有黏液；肠鸣，腹痛，里急后重。西医检查，诊断同前。曾给以口服白及胶囊，磺胺类药物，以及口服激素和静脉注射青霉素等 3 个月余，效仍不显，故写信来详述症状与舌脉，求处方寄去以服。现症：除上述症状悉具外，有面色萎黄、神疲力倦、食欲不振、头昏目眩、舌苔薄黄、质淡红、口不干苦、脉沉细近数，月经已停半年余。

辨证：此乃脾胃虚寒兼大肠湿热，所谓寒热错杂之久痢也。因脾胃虚寒，故面色萎黄、神疲力倦、食欲不振、口不干苦、舌质淡红；因大肠湿热阻滞，故大便下血、腹痛、里急后重、舌苔黄；因病久气血虚衰，故头昏目眩、脉细近数、月经数月不至。遂拟温脾健胃、清热除湿，佐以断痢止血法治之。仿“乌梅丸”之意，用炮姜温脾燥湿而祛寒，山药补脾清热而止痢，谷芽和中开胃，黄连清热除湿，乌梅敛肺而涩肠，白芍敛阴而和血，合欢皮止血定痛，地榆炭断痢除热。况炙甘草合炮姜，辛甘化阳，能复中焦之阳气；炙甘草伍白芍，酸甘化阴，能补肝经之血液。

治法：温脾健胃，清热除湿，佐以断痢止血。

处方：自拟方（仿《伤寒论》乌梅丸）。炮姜 10g，山药 30g，谷芽 15g，黄连 6g，乌梅 10g，白芍 12g，合欢皮 20g，地榆炭 20g，炙甘草 6g。

水煎服，5 剂。

1987 年 1 月 30 日收到患者来信说：服前方后，大便次数与出血量已减少过半，食欲增加，精神好转，但欲大便之前，仍感肠鸣腹痛。因此，要求改方寄去与之服。余见前方既效，不必改弦更张，乃于原方再加广藿香于内以行气。

处方：炮姜 10g，山药 30g，谷芽 15g，黄连 6g，广藿香 3g，乌梅 10g，白芍 12g，合欢皮 20g，地榆炭 20g，炙甘草 6g。

水煎服，5 剂。

1987 年 2 月 26 日收到患者来信说：服前第 2 次处方后，诸症痊愈，已上班工作，并不胜感激云云。

（六）久泻

1. 脾胃虚寒兼大肠湿热

石某，男，46 岁。1967 年 6 月 30 日初诊。

主诉：患腹泻已 6 年余。6 年前在重庆市过饮酸梅汤而致腹泻，服西药虽暂时泻止，然数日后又泻如故。继乃改服中药，泻止后，不久又如前泻。6年以来，中西药未尝停歇，而泄泻仍然不愈，故来此就诊。

刻诊：每日腹泻3～4次，肉食或冷饮后则泻6～7次，伴有黄色黏涎，有后重感。平时胸部胀痛，半夜时脐以上腹胀痛，口渴饮热，食欲不振，舌苔白、质淡红，脉左细右缓。

辨证：此乃脾胃虚寒，兼大肠湿热之久泻也。《灵枢·营卫生会》说："夜半而阴陇为重阴。"《灵枢·师传》说："肠中热，则出黄如糜……胃中寒，则腹胀。"又说："胃中寒，肠中热，则胀而且泄。"李中梓《医宗必读·心腹诸痛》说："胸痛即膈痛，其与心痛别者，心痛在歧骨陷处，胸痛则横满胸间也。"又说："脐以上痛者为太阴脾。"本证因脾胃虚寒，故夜半阴盛之时，则呈脐以上腹胀痛；又因寒气生浊，浊气上逆，弥漫于胸中，故现胸部胀痛；脾胃虚寒，故口渴喜热饮、食欲不振、舌苔白而质淡红、脉细缓；大肠有湿热，故泄泻时必后重而有黄色之黏涎。本证因寒热错杂，医者如徒用药以温散脾胃之虚寒，则大肠之湿热必因温补而使邪更固；如徒用药而清除大肠之湿热，则脾胃之阳气必因苦寒而使正更伤。所以患者自过饮酸梅汤而患本证以后，迄今6年有余服中西药而鲜效者，盖寒热错杂之下痢，较难治愈故也。遂立温脾益胃，佐以清热除湿法，用理中丸加味治之。以党参、白术、炙甘草补中益脾胃，干姜温中散寒，另佐黄连以清大肠之湿热。脾胃健，虚寒除，湿热去，则诸症自愈。

治法：温脾益胃，佐以清热除湿。

处方：理中丸（《伤寒论》）加味，改丸剂为煎剂。党参18g，干姜10g，白术12g，炙甘草3g，黄连5g。

水煎服，2剂。

7月4日二诊：服前方后，大便稍干，舌苔、脉象与余症同前。原方加重干姜，再加入草果仁，以温脾胃而祛寒湿。

处方：党参18g，干姜10g，白术12g，炙甘草3g，草果仁10g，黄连5g。

水煎服，3剂。

9月7日三诊：服前方后，大便已正常，食欲增加，胸腹已不胀痛。近因肉食后，泄泻复发，每日3～5次，有黄色黏涎，无后重感，夜半时腹微痛，舌苔白、质正常，脉弦细缓，原方再进4剂。

半年以后，患者引家属来诊病时说：前次服中药后，诸症痊愈，虽肉食亦不再泄泻矣。

2. 脾肾亏虚兼湿邪

吴某，男，30 岁。1967 年 3 月 30 日初诊。

主诉：腹泻已 3 年。3 年前不明原因而开始腹泻，当时服中西药泻止，数日后复发。前年与去年，几次在成都市某医院就诊，西医检查诊断为慢性肠炎，服合霉素、黄连素等无效；今年 2 月来我院门诊服中药，治疗亦无效。

刻诊：大便泻淡黄色水液，伴有不消化食物，每日 3 次，食猪肉后更剧。平时脐周痛，喜按，肠鸣，口和，小便正常，舌苔薄黄、质红，脉细。

辨证：此乃脾肾阴阳俱虚，而夹湿邪之飧泄也。《素问・阴阳应象大论》说："清气在下，则生飧泄。"又说："湿胜则濡泻。"王冰《补注黄帝内经素问》对上述第二句注释说："湿胜则内攻于脾胃，脾胃受湿，则水谷不分，水谷相和，故大肠传导而注泻也。以湿内盛而泻，故谓之濡泻。"《灵枢・师传》说："肠中寒，则肠鸣飧泄。"雷少逸《时病论・春伤于风夏生飧泄大意》说："盖飧泄则完谷不化。"本证泻出淡黄色水液伴有不消化食物，肠鸣，口和，即脾阳虚，肠中寒，湿困于脾，清气下陷之象；当脐腹痛而喜按者，《医宗必读・心腹诸痛》说"当脐而痛者为少阴肾"，本证因肾阳虚，故当脐腹痛而喜按；肾阳虚，命门之火衰，无以温煦脾胃，则脾胃之阳俱虚，不能腐熟水谷，故成此飧泄；食猪肉而泄泻更剧者，盖猪为水畜，其味咸寒，食后则更伤阳气而增湿故也；舌苔薄黄，质红者，盖阳损及阴之象；脉两手俱细者，乃气血俱衰之征。本证虽属脾肾阴阳俱虚而夹湿邪之飧泄，然以阳虚为主，阴虚次之。医者如徒温补脾肾之阳，则于阴液有损；如徒滋脾肾之阴，则助湿邪为虐。遂立温补脾肾，养阴除湿法以治。用张景岳六味回阳饮加减，以干姜温脾燥湿，附片温肾祛寒，南沙参益气生津，炙甘草补脾益胃。用熟地黄养血滋阴，与姜附为伍，则姜附燥不伤阴，熟地黄滋而不滞。去当归，以免滑肠之弊；加白术、茯苓，能健脾除湿也。

治法：温补脾肾，养阴除湿。

处方：六味回阳饮（《景岳全书・新方八阵》）加减。南沙参 30g，干姜 12g，制附片 15g（另包先煎 1 小时），熟地黄 24g，炙甘草 6g，炒白术 12g，茯苓 24g。

水煎服，2 剂。

4月6日二诊：服前方后，大便已转为先干后稀，一日2次，余症如前，原方再进3剂。

9月11日三诊：先后共服前方12剂后，诸症痊愈。近因感冒后，前证复发，服西药几次，感冒虽愈，但大便溏、一日2次，脐周腹痛，喜按与热敷，舌苔、脉象同前。仍用原方加四神丸，取补骨脂补火壮肾，肉豆蔻燥脾涩肠，五味子补肾固精，吴茱萸燥脾除湿。不用生姜、大枣者，因原方既有干姜之温脾胃，白术之补中土，故勿再加姜枣矣。

处方：六味回阳饮合四神丸（《医方集解》）加减。南沙参30g，干姜12g，制附片15g（先煎1小时），熟地黄24g，炙甘草6g，炒白术12g，茯苓24g，补骨脂12g，肉豆蔻10g，五味子10g，吴茱萸5g。

水煎服，3剂。

俟后随访两次，患者自服前方，诸症愈后未见复发。

3. 寒热错杂

彭某，男，28岁。1967年11月28日初诊。

主诉：腹泻已两年多。两年前不明原因开始患腹泻，曾服健脾利湿之类药物，症状有所减轻，但泄泻仍时止时发，延至今日，依然不愈。近来某医生给予理中汤、四神丸之类，服后病情稳定，无所增减，来此就诊。

刻诊：每日泄泻1次，伴有不消化食物，无里急后重感，口渴饮热，稍多食则欲呕，舌苔薄黄、质红，两手脉细。

辨证：此乃中上焦有热，下焦有寒，寒热错杂之久泻也。本证中上焦有热，故口渴、稍多食则欲吐；下焦有寒，故腹泻而伴有不消化食物；又因中上焦有热，故舌苔薄黄而质红；因下焦有寒，故脉细，口虽渴而必饮热。前医用理中丸、四神丸之类而鲜效者，盖上述二方皆不对证故也。《伤寒论·辨厥阴病脉证并治》说："蛔厥者，乌梅丸主之，又主久利。"因此，乃立寒温并用法，以"乌梅丸"治之。方中以乌梅、黄连、黄柏治中上焦之热；肉桂、附片、干姜、细辛、川椒而祛下焦之寒；况党参与乌梅合用，酸甘化阴，则黄连、黄柏即无苦寒化燥伤阴之弊；黄连与干姜相配，辛开苦降，则有止稍多食则欲吐之长；以干姜配附片，则势如烈火干柴，祛寒湿之功最捷；以肉桂换桂枝，同附片而达下焦，补命门之火最强。党参补气，当归补血，气血双补，使寒不伤胃，燥不伤阴，故党参与当归，有如领兵之将，“将在外，君命有所不受”，乃运筹帷幄之中，诸药皆从其令。所以寒温药之性味虽殊，而其功用因各有专司，遂各尽所长，寒者清热，温者散寒，而寒热错杂之久痢自然愈也。古人对本方，皆从“蛔厥”方面注释，今以此方治寒热错杂之久泻而有效者数例，故别开生面，结合本案之脉证以释之，以为“引玉”之资耳！

治法：寒温并用，清上温下。

处方：乌梅丸（《伤寒论》）改丸剂为汤剂。党参 30g，当归 10g，乌梅 6g，黄连 6g，黄柏 6g，肉桂 6g，制附片 24g（先煎），干姜 12g，细辛 3g，炒川椒 3g。

上 10 味，以净水 1200mL，放入砂罐内，先下制附片用文火煎沸 1 小时久；再将其余 9 味，加入前药内，共煎至 1 小时久；取药，留渣，再加水煮 1 小时。共分作 3 次，饭前服。2 剂。

11 月 6 日二诊：患者服前方后已不欲吐，大便二日 1 次，比前稍干，余症如前，前方再进 4 剂。

11 月 14 日三诊：各症如前。改用乌梅丸 1000g，每日服 3 次，每次服 10g，饭前用温开水冲服。

11 月 26 日四诊：服前方丸药后，大便一日 1 次，已成形，舌苔、脉象正常，已不口渴。再进乌梅丸 1000g，以巩固疗效，服法同前。

半年以后随访，患者自服前方后，前症未见复发。

4. 脾胃气虚夹湿

杨某，女，3 岁。1978 年 3 月 2 日初诊。

家属代诉：病儿患腹泻已 1 年余。1 年以前，不明原因开始腹泻，医生给以黄连素后，泄泻则止。数日后，泄泻复发，服前药又止。如此反复发作，迄今 1 年余未愈，食欲不振，面容消瘦而萎黄，阖家均十分焦急。本宗兄闻余在仁寿县文公区成都中医学院分校任教，急遣其媳带患儿来校求我诊治。

刻诊：每日腹泻淡黄色水液 2 ～ 3 次，无黏涎，食猪肉或牛乳亦腹泻，有时腹痛，口不渴，小便少，色微黄，舌苔白、质淡红，脉弱。

辨证：此乃脾胃气虚夹湿邪之洞泄也。《素问・生气通天论》说：“是以春伤于风，邪气留连，乃为洞泄。”王冰《补注黄帝内经素问》于上述一节注释说：“风气通肝，春肝木旺，木胜脾土，故洞泄生也。”李中梓《医宗必读》于“泄泻”一文说：“洞泄，一名濡泄，泻下多水也。”雷少逸《时病论》于“洞泄”一文说：“濡泄因于湿胜，此病非但因伏气内留，中气失治，亦有湿气相兼致病也。”本证泻淡黄水液，无黏涎，口不渴，舌苔白，质淡红，即脾胃气虚夹湿之象；因脾主运化，又主肌肉，脾虚不能运化水谷之精微，则无以营养肌肤，故面容消瘦而萎黄；胃主纳，胃虚不能纳食，故食欲不振；脾虚则肝木乘之，故有时腹痛；脾胃气虚，故两手脉弱；腹泻一日 2 ～ 3 次，则膀胱之津液缺乏，故小便少而微黄。服黄连素后泻暂止者，因黄连味苦，虽可以坚肠，然黄连性寒，又可以伤中气；苦以坚肠，故其泻暂止；寒伤中气，故其泻复发，而食欲长期不振。乃立健脾益胃，佐以利湿法治之，本先贤所谓“治病必求其本”也。用参苓白术散加味，方中用南沙参、白术、扁豆、莲米、甘草以补脾，茯苓、薏苡仁理脾而兼能渗湿，砂仁和胃醒脾，陈皮理气燥湿，桔梗载诸药上浮，又能治腹痛，另加谷芽以健胃和中。脾强则湿邪去而清气升，胃健则中焦和而食欲振，气调则腹不痛而精神爽，诸症自然愈也。

治法：健脾益胃，佐以利湿。

处方：参苓白术散（《医方集解》）加味，改散剂为汤剂。南沙参 15g，白术 10g，扁豆 10g，莲米 10g，茯苓 10g，薏苡仁 10g，砂仁 6g（后下），陈皮 10g，桔梗 6g，谷芽 10g，炙甘草 3g。

水煎服，1 剂。

3 月 6 日二诊：病儿服前方后，饮食增加，大便次数减少、一日 1 次、微溏，腹已不痛，精神好转，舌脉同前。原方再进 3 剂。

2 个月以后随访，病儿自服前方后，诸症痊愈，泄泻未见复发，身体亦较前健壮，阖家均喜，并向余致谢。

（七）胃痛

1. 胃阳虚兼肝气不舒

夏某，男，37 岁。1967 年 1 月 21 日初诊。

主诉：胃痛已两年余。近两年多以来，经常胃脘现痛，1964 年曾先后在汶川县人民医院、四川省人民医院，以及 1965 年在阿坝自治州医院做钡餐检查，均确诊为十二指肠球部溃疡。1965 年 8 月，因胃痛，大便出血，住四川省人民医院，服西药治疗，胃已不痛，大便血止。但以后胃痛仍经常反复发作，迄今未愈，因此来诊。

刻诊：每夜于10点钟时，即开始胃痛，至天明时即逐渐缓解而痛止，痛时喜按。噫气，泛酸，纳少，呕吐清水，自觉胃中冷，有气上冲喉部，口微苦，大便结，小便微黄，舌苔白腻、质微红，脉弦缓。

辨证：此乃胃阳虚，寒湿阻滞中焦，郁久化热，兼肝气不疏之胃痛也。本证因胃阳虚，寒湿阻滞中焦，故胃中冷、夜间疼痛而喜按、舌苔白腻，并呕吐清水；寒湿郁久化热，故泛酸、口微苦、舌质微红、大便结、小便微黄；胃阳不振，故纳少；肝气不舒，故噫气；冲脉之气上逆，故自觉有气上冲。脉弦缓者，因弦脉主痛，又主气郁；缓脉主有胃气，又主湿邪。本证因湿重热轻，故宜以温经除湿为主，清热次之。遂立温胃散寒除湿，佐以清热疏肝法，用“乌贝散”合朱丹溪“左金丸”加味治之。方中用丁香、胡椒、九香虫温胃以散寒；乌贼骨宣通血脉而散寒湿；贝母泻热且能解郁散结；香橼疏肝，又能开胃健脾；吴茱萸温中燥湿而下气；黄连泻热燥湿而镇肝。朱丹溪《丹溪心法》“吞酸”三十三说：“吞酸者，湿热郁积于肝而出，伏于肺胃之间……宜用炒吴茱萸，顺其性而折之。此反佐之法也，必以炒黄连为君。”因丹溪立“左金丸”方以治肝火为主，故以黄连为君，而必重用黄连；以吴萸为反佐，故必少用吴萸。今本证湿重热轻，故师丹溪之意，虽用其方，而药物之剂量则随证以酌裁。况汪讱庵《本草备要》对“吴茱萸”解释说：“冲脉为病，气逆里急（宜此主之）。”汪氏所说，不唯对《难经·二十九难》“冲之为病，气逆而里急”一语已新添治疗方法，且对本证湿重热轻兼肝郁而又现冲脉之气上逆者，启示匪浅。故于本证，必重用吴萸，而以黄连为反佐也。

治法：温胃散寒除湿，佐以清热疏肝。

处方：乌贝散合左金丸（《丹溪心法》）加味。公丁香6g，胡椒3g，九香虫10g，乌贼骨24g，川贝母6g（为末冲服），香橼片12g，淡吴萸6g，黄连0.5g。

水煎服，2剂。

1月26日二诊：患者服前方后，胃痛大减，已无气向上冲之感，呕吐减轻，微咳稀痰，余症同前。原方再加“二陈汤”中之法半夏、陈皮以祛痰湿，因大便结，故勿取茯苓之淡渗利窍；因舌苔白腻，故勿用甘草之甘缓守中。

处方：公丁香 6g，胡椒 3g，九香虫 10g，乌贼骨 24g，川贝母（为末冲服）6g，香橼片 12g，淡吴萸 6g，黄连 0.5g，法半夏 10g，陈皮 10g。

水煎服，2 剂。

2 月 21 日三诊：胃已不痛，无噫气泛酸与呕吐，微咳，纳少，舌苔白、质正常，脉弦缓无力。原方去丁香、胡椒、九香虫、黄连、淡吴萸，另加怀山药、谷芽以健脾开胃。

处方：乌贼骨 18g，川贝母 6g（为末冲服），香橼片 12g，法半夏 10g，陈皮 10g，怀山药 30g，谷芽 24g。

水煎服，2 剂。

2 月 24 日四诊：饮食增加，胃不痛，微咳，吐稀痰，大便仍结，原方加火麻仁、黑芝麻以养阴润肠。

处方：乌贼骨 18g，川贝母 6g（为末冲服），香橼片 12g，法半夏 10g，陈皮 10g，怀山药 24g，谷芽 18g，火麻仁 30g，黑芝麻 30g。

水煎服，2 剂。

2 月 28 日五诊：昨天因吃硬物后，胃微痛，不噫气泛酸，微咳，舌苔白，脉弦缓，原方再进 2 剂。并嘱患者注意勿食生冷与硬物，以及戒七情等，或可以免本证复发。

半年后探访患者，据诉自服前方，胃痛与诸症痊愈，至今未见复发。

2. 脾胃阳虚兼湿邪中阻

黄某，女，23 岁。1979 年 12 月 11 日初诊。

主诉：胃痛已 6 年。近 6 年以来经常胃痛，曾 3 次大便出血，经常服中西药，效不显著。今年 9 月 29 日，在我院做钡餐检查胃及十二指肠：胃禁食后，无空腹潴留，胃呈“J”字形，黏膜附着稍差，张力稍低，蠕动正常，边界清晰，窦收缩对称，幽门管居中。十二指肠球部充盈不佳，边界不规则，二三段正常。意见：上消化道钡餐检查，多为十二指肠溃疡或粘连。胸透：食管、心、肺正常。查血：血红蛋白 87.8g/L，红细胞 3.06×10^{12}/L。查大便隐血阴性。

刻诊：每日胃痛喜按，饥时更剧，嗳气，不泛酸，胃纳少，精神疲乏，肢冷，口渴不喜饮，大便稀，有不消化食物，小便正常，舌苔白、质淡红，脉弦细而涩。

辨证：此脾胃阳虚兼湿邪中阻之胃痛也。因胃阳虚，故胃痛喜按而纳食减少；脾阳虚，故大便稀溏而完谷不化；脾胃之仓廪空虚，故胃痛于饥时更剧；脾不能为胃行其津液，以营养四末，则阳气亦不达四肢，故四肢冷；脾胃之阳虚，故舌苔白而质淡红；因兼有湿邪，故口虽渴而不喜饮；湿邪阻遏中焦，气机不畅，故嗳气；湿邪尚未化热，故小便正常；阳气虚衰，故脉细；气郁血滞，故脉弦而涩。遂立温中除湿，行气活血法，用"理中汤"加味治之。方中以党参、炙甘草补中而益脾胃，白术健脾除湿，改干姜为炮姜以除胃冷而守中。另加怀山药、糯米草根补脾益胃，陈皮理气燥湿，乌贼骨、广三七宣通血脉，延胡索活气利气，白及逐瘀生新。

处方：理中丸（《伤寒论》）加味，改丸剂为汤剂。党参 30g，白术 12g，炮姜 10g，炙甘草 3g，怀山药 30g，糯米草根 30g，陈皮 10g，乌贼骨 20g，广三七粉 6g（另包分 3 次冲服），延胡索 10g，白及 20g。

水煎服，4 剂。

1980 年 1 月 21 日二诊：近日胃脘部微痛，余症同前。原方加重炮姜为 16g，再进 9 剂。

2 月 29 日三诊：服前方后，胃痛止。近日因食冷物后，胃微痛，喜按，余症同前。原方再进 9 剂。

3 月 29 日四诊：胃胀微痛，喜按，嗳气，纳少，口渴不思饮，大便转干，手足已转温；另增睡眠差，多梦，易饥，舌苔薄白、质正常，脉弦细而数。此脾胃之阳气虽复，因服温药过多，已致胃热渐起，故易饥；胃络上通于心，心为胃热所扰，故睡眠差、多梦而脉亦转数也。因此，仍本前方，去炮姜、广三七、陈皮；另加芡实补脾，谷芽健脾开胃，天花粉清热生津，莲须合食盐清心通肾。

处方：党参 30g，白术 12g，怀山药 30g，炙甘草 3g，糯米草根 30g，芡实 10g，谷芽 15g，延胡索 10g，花粉 15g，乌贼骨 20g，白及 20g，莲须 10g，食盐 3g。

水煎服。

4 月 30 日五诊：服前方共 26 剂，胃痛止，已不胀，眠食均好，精神好转，舌苔与脉象正常，患者已不愿再服中药。在我院门诊部放射科做第 2 次钡餐检查胃及十二指肠：胃张力正常，钩形，吞钡后可见胃充满，未见缺损与龛影。胃黏膜皱襞清晰，窦收缩良好，排空与蠕动正常。十二指肠球部充满，形态正常，余段十二指肠与部分空肠未见病变，环不大。总结意见：胃与十二指肠未见X线的病理征象。

半年以后探访患者，据说自前次服中药治愈胃痛后，至今饮食、精神均好，胃痛已未复发。

3. 肝胃不和

俞某，男，24岁。1980年7月7日初诊。

主诉：胃脘部隐痛已4年，病情加剧已1个月。今年6月27日，在成都市第一工人医院放射科做胃肠道钡餐检查示胃张力偏高，蠕动强，胃窦有暂时痉挛征，幽门管轻度偏位，十二指肠充填欠佳，持久变形，且有激惹征，有局部压痛，上段小肠无特殊。总结意见：胃窦部疾患，十二指肠球部溃疡。两月前，发现大便黑色，查大便隐血阳性，服中药后，大便已转正常。

刻诊：每日胃痛喜按，饭后则减轻，并伴两胁亦痛。不噫气与泛酸，口微渴，舌苔少、微黄，质微红，脉弦略数。

辨证：此乃胃阴虚，肝气上乘于胃，所谓肝胃不和所致之胃痛也。因胃阴虚，仓廪匮乏，故胃痛则喜按；"食气入胃，浊气归心，淫精于脉"，脉络得养，故饭后则胃痛减轻；胃阴虚，故口渴、舌苔少而微黄、脉数；肝气上逆乘胃，故两胁痛、脉呈弦象。遂立平肝益胃、调和肝胃之法，用金铃子散合逍遥散加减治之。逍遥散方中取柴胡合白芍以平肝，当归养血。不用煨姜、白术者，恶其燥；不用薄荷者，嫌其散；去茯苓者，恐淡渗利尿而伤阴。另用金铃子散中之川楝炭泻热，延胡索行气；再加川贝母泻热散结，香附调气开郁。山药与甘草、乌梅相配，能酸甘化阴以益胃，古人虽有"柴胡劫肝阴"之说，然有此3味以益胃阴，则胃得所养，自然能散精于肝，而柴胡之于肝阴，又有何损耶？

治法：平肝益胃，调和肝胃。

处方：金铃子散（《时方歌括》）合逍遥散（《太平惠民和剂局方》）加减。柴胡10g，白芍10g，当归10g，川楝炭10g，延胡索10g，怀山药30g，甘草3g，乌梅10g，川贝粉6g（另包，分3次冲服），香附6g。

水煎服，4剂。

7月15日二诊：服前方后，胃与两胁痛止，睡眠差，舌苔与脉象同前。原方去香附，加夜交藤以交合阴阳。

处方：柴胡 6g，白芍 10g，当归 10g，金铃炭 10g，延胡索 10g，怀山药 30g，甘草 3g，乌梅 10g，川贝粉 6g（另包，分 3 次冲服），夜交藤 30g。

水煎服，4 剂。

10 月 9 日三诊：前次服药，病愈已两月余。昨天因过于劳累，两胁与胃脘微痛。余细察舌苔黄白，脉弦近数。仍用原方，再进 4 剂。

俟后随访两次，患者前症俱未见复发。

（八）脱发

1. 气血虚衰

王某，男，29 岁。1958 年 4 月 27 日初诊。

主诉：毛发逐渐脱落已 1 年多。自 1957 年 2 月起，突然头发脱落，先从枕骨及头颅部开始，逐渐扩展至全部头发脱落将尽。1957 年及目前，曾先后在成都市某医院，照紫外线与服西药半年余，俱无显效，故来此就诊。本院查体：发、眉、胡须、汗毛、腋下毛、鼻孔毛、阴毛等均脱落稀疏，眉外 2/3 处全脱，皮肤知觉无改变，甲状腺无肿大。心：心跳快，节律不整，无杂音，心界无扩大。肺：无特殊发现。两手无震颤浮肿。其他医院查康氏反应阴性，基础代谢低。

病史：20 ～ 25 岁时，有手淫恶习。

刻诊：全身毛发脱落稀疏，头部戴以假发，一身肌肉瞤动，面容及一身肌肉消瘦，记忆力减退，心悸，失眠，食少，舌尖红，脉缓弱、两寸更弱。

辨证：此属气血虚衰，发无所养而全脱，即中医所谓“虚损”之证也。《素问・六节藏象论》说：“肺者，气之本，魄之处也，其华在毛，其充在皮……肾者，主蛰，封藏之本，精之处也，其华在发，其充在骨。”《素问・阴阳应象大论》说：“心生血……肺生皮毛。”巢元方《诸病源候论・火烧处发不生候》说：“夫发之生，血气所润养也。”汪讱庵《本草备要・人部》对“发”注释说：“发者，血之余。”唐宗海《医经精义》说：“发虽血之余，其实血从气而化。”本证因肺气虚，不能输精于皮毛，心血虚，不能营养于发，故头发及全身之毛类皆脱落；脾气虚，健运失权，故食少、面及一身肌肉、不得营养而消瘦；因“肾生骨髓”“脑为髓之海”，发者脑之所养，患者手淫过度而伤肾精，不但脑无以养于发而脱落，且肾不能藏志，而现记忆力减退；又因肾精亏损，则肾阴不能上济于心，心火不能下交于肾，故经常失眠；心血虚，故心悸而舌尖红；肝血少，故筋肉失养而肌肉瞤动；左寸属心，右寸属肺，缓弱之脉，原主气虚，气血俱虚，故两寸脉尤弱。遂立益气养血法，用“八珍汤”治疗。方中以党参、白术、茯苓、甘草补脾肺之气，使肺气旺，则四脏之气皆旺，脾土旺，则余脏皆受其荫；用当归、白芍、生地黄、川芎以补养心血，心血生，则肝能藏血，脾能统血，气血之来源不绝，而毛发自然生长矣。

治法：益气养血。

处方：八珍汤（《时方歌括》）。党参 15g，白术 10g，茯苓 10g，炙甘草 6g，生地黄 10g，白芍 15g，当归 10g，川芎 6g。

水煎服，7 剂。

5 月 5 日二诊：服前方后，食量增加，余症同前，原方再进 7 剂。

5 月 13 日三诊：头目昏眩，记忆力仍差，一身肌肉瞤动甚剧，毛发仍落，舌苔脉象同前。原方再加黄芪以补中益气，首乌以补血添精，重加白芍以平肝。又加钩藤以息风，配“孔圣枕中丹”以炒远志通肾上达于心，强志益智；用石菖蒲开心孔而利九窍，补肝益心；取龟甲之性灵，能补心益肾，而资智滋阴；去龙骨之收涩，恐妨碍消化，而食欲反退。并嘱患者，树立信心以治病，幸勿悲观失望，且勿图速效为务。

处方：八珍汤合孔圣枕中丹（《千金要方》）加减。党参 15g，白术 10g，茯苓 10g，炙甘草 6g，生地黄 10g，白芍 20g，钩藤 15g（后下），黄芪 18g，炒远志 10g，石菖蒲 6g，龟甲 18g（先煎），制首乌 25g。

水煎服，7 剂。

5 月 22 日四诊：服前方后，一身肌肉瞤动与心悸减轻，头发与汗毛、阴毛已逐渐生长，先由白色转成黑色。每日已能看书阅报 2 ～ 3 小时，舌正常，脉缓弱。原方再服。

6 月 13 日五诊：前方共服 19 剂，食欲增加，头目昏眩与肌肉瞤动减轻。原方再进 7 剂。

6 月 22 日六诊：头发继续生长，落时少，余症如前。原方再服。

7 月 4 日七诊：前方共服 11 剂，食欲更增而易饥，睡眠好转而多梦。仍本原方，去黄芪之甘温，加枸杞子、菟丝子补肾益精，朱茯神补心安神。

处方：党参 15g，白术 10g，茯苓 10g，炙甘草 3g，生地黄 10g，当归 10g，川芎 3g，白芍 12g，钩藤 15g（后下），石菖蒲 3g，龟甲 12g（先煎），炒远志 10g，朱茯神 10g，枸杞子 10g，菟丝子 10g。

水煎服，9 剂。

7 月 15 日八诊：患者头发、腋下毛、鼻孔毛、阴毛、汗毛等均生长极多，眉毛亦逐渐生长，心悸与一身肌肉瞤动俱减轻，睡眠增加，梦亦减少。原方再进 13 剂。

7 月 29 日九诊：头发生长更多，唯后脑枕骨部二横指许尚稀疏，每夜能睡 6 小时之久，饮食恢复正常，精神愉快，原方再进 10 剂。

8 月 10 日十诊：头发、腋下毛、阴毛生长更多，均先由白色逐渐转为黑色，胃微胀痛，舌正常，脉缓。原方加鸡内金以健胃。

处方：党参 15g，白术 10g，茯苓 10g，炙甘草 3g，生地黄 10g，当归 10g，川芎 3g，白芍 12g，钩藤 15g（后下），石菖蒲 3g，龟甲 12g（先煎），炒远志 10g，朱茯神 10g，枸杞子 10g，菟丝子 10g，鸡内金 10g。

水煎服，5 剂。

8 月 16 日十一诊：胃胀痛已止，原方去鸡内金，再服 3 剂。

8 月 20 日十二诊：头发全部生长，已未戴假发，全身汗毛及腋毛、阴毛等均生长极多，眉毛亦逐渐生长，肌肉微觉瞤动，梦减少，记忆力增加，面容好转，精神愉快，自愿返回本单位工作。嘱患者回本单位后，再进原方 5 剂，以巩固疗效。

患者于 1966 年 10 月，因患急性黄疸型肝炎，又来我院门诊部治疗，见其一身毛发，宛然与健康人无异。并说自 1958 年，在本院门诊服中药治愈毛发脱落后，本症未见复发。

2. 肝肾阴虚

尤某，女，20 岁。1978 年 11 月 20 日初诊。

主诉：头发脱落已 1 年多。近 2 年来，因准备投考大学，昼夜不断勤奋，用脑过度，头项部之发逐渐脱落，未及 1 年，遂由头项部扩散至全头的头发皆不断脱落，在成都市某医院门诊部检查，诊断为斑秃，服中西药效不显，故来就诊。

刻诊：患者头部之发稀疏可数，常以假发戴于头上，眉毛、腋下毛、全身汗毛俱已脱光，睡眠与记忆力差，胃纳尚可。月经能按期来潮、量中等、色红，月经来潮后小腹痛。口渴，二便正常。舌苔薄黄、质红，脉细数。

辨证：此属肝肾阴虚，导致发无所养而全脱，以成“虚损”之证也。盖“肾生骨髓，髓生肝”，又“脑为髓之海”，本证因过度用脑，致伤肾阴，肾阴虚，发无所养，故头发脱落；“眉属肝”，腋下为肝之分野，肾阴虚则肝失所养，故眉毛与腋下毛俱脱尽；“肾足少阴之脉，其直者，从肾上贯肝膈，入肺中”，今肾阴虚，子病及母，则肺之精气不能滋养皮毛，故全身之汗毛全脱；“肾藏志”，肾阴虚，则智力弱，故记忆力减退；“肾足少阴之脉，其支者，从肺出络心”，今肾阴虚，不能上济于心，心火不能下交于肾，故睡眠差；“肝足厥阴之脉，循股阴，入毛中，过阴器，抵小腹”，今肝阴虚，故月经来潮之后而现小腹痛；至于口渴，舌苔黄，质红，脉细数者，皆阴虚之象也。遂立补养肝肾法，用“二至丸”合“赞化血余丹”化裁治疗。方中用“二至丸”中之女贞子以补肝肾，旱莲草以补肾，用“赞化血余丹”中之血余炭、熟地黄以补阴，当归和血，鹿胶、菟丝子、枸杞子助阳生精，制首乌以补肝肾；因肝肾阴虚，故去肉苁蓉、杜仲、胡桃仁、巴戟天、小茴香等温药；因真气不衰，故勿须党参、茯苓益气；另加怀山药、桑寄生、桑椹子、五味子以补肾，白芍敛阴，枣仁补肝。

治法：补养肝肾。

处方：二至丸（《医方集解》）合赞化血余丹加减。女贞子 30g，旱莲草 30g，血余炭 15g，菟丝子 15g，枸杞子 30g，当归 20g，鹿胶 25g（烊化），熟地黄 20g，制首乌 60g，山药 30g，桑寄生 30g，桑椹子 30g，五味子 12g，白芍 15g，炒枣仁 15g。

上 15 味，共为细末，蜂蜜为丸。每日 3 次，每次 10g，空腹服，温开水或米饮下，共 4 剂。

1979 年 3 月 5 日二诊：患者服前方丸药后，头发已逐渐生长许多，余症同前。原方再进 4 剂。并嘱患者勿过于用脑，否则发虽长，仍不免再落。

1980 年 2 月 15 日三诊：患者因服前方后，自愿又进前方 10 剂。并于去年考入重庆西南师范学院政教系 79 级读书，早已未戴假发。目前只头之左侧二横指许头发尚未长齐，眉毛生长较少，腋下毛与全身汗毛生长极多，睡眠佳，月经来后，腹已不痛，舌苔薄黄，质正常，脉缓。原方再进 4 剂，以巩固疗效。

1982 年 2 月 1 日，患者在假期中特引其妹来门诊治病，见患者头发、眉毛全部生长，已如健康人。据诉自服前方药后，不唯头发、眉毛已全部生长，腋下毛与全身汗毛亦全部长好，至今未见毛发脱落，并再三申谢。

后每遇用脑过度，或经常遗精伤肾而导致毛发脱落者，常以“赞化血余丹”或配“二至丸”加减治疗，皆能奏效。

3. 肝气不舒

雷某，女，27 岁。1983 年 9 月 15 日初诊。

主诉：脱发已 6 年多。近 6 年以来，每次因情绪抑郁，则现头发脱落，始由后脑部脱落，后逐渐区域增大，服中药治疗未效。近因情绪不良，脱发较前严重，故特来就诊。

刻诊：头部各处皆有发脱落，甚至成片而落。患者心情十分紧张，食欲差，口渴，舌苔黄，质微红，月经来时小腹痛、色正常，脉弦。

辨证：此乃肝气不疏，气滞血阻，气并于肝而乘脾，血不上荣于发，而成脱发之“虚损”证也。《灵枢・本神》说：“愁忧者，气闭塞而不行。”又说：“脾愁忧而不解则伤意，意伤则悗乱，四肢不举，毛悴色夭。”《素问・宣明五气》说：“精气……并于肝则忧。”张景岳《类经・疾病类》二十五“宣明五气”对本句注释说：“气并于肝，则乘脾而为忧，脾之虚也。”又说：“并，聚也。”今患者每值情绪抑郁，则肝气不疏，气并于肝而乘脾，脾虚则气血之来源告匮，发无血养，故头发脱落；肝气不疏，故脉弦；脾气虚弱，故食减；肝郁化热，故口渴、舌苔黄而质红；肝气郁结，故月经来时小腹痛。遂立疏肝健脾，佐以养血补肝法治之。用“逍遥散”加减。方中用柴胡、白芍平肝，当归活血，茯苓、甘草补脾泻热，去白术、煨姜之温与薄荷之散。另加怀山药与谷芽之开胃健脾，制首乌与枸杞子之补肝养血，又加入香附之疏肝行气，则气不并于肝而乘脾，忧愁解而食欲增，气血之来源不绝，发有所养，自不再脱落矣。医者如不审病求因，以辨证施治，仍守前数案之方药以治本案之脱发，恐未必能收满意之效果。

处方 1：逍遥散加减。柴胡 10g，白芍 10g，当归 10g，茯苓 10g，山药 30g，谷芽 15g，甘草 3g，枸杞子 20g，制首乌 60g，香附 6g。

水煎服，10 剂。

处方 2：当归 30g，旱莲草 30g，侧柏叶 30g。

上 3 味，水煎，滤渣，用药水洗头部，洗后用净布将头部擦干。下次再将药渣煎水，洗法如前，每日 1 剂，可以助发生长，共 10 剂。

9 月 25 日二诊：服前方汤剂与外用洗头药后，头发脱落已好转，饮食增加，心情较前舒畅，余症如前。原方（处方 1、处方 2）各再进 10 剂。

10 月 8 日三诊：患者之头发每日只落少许，原来之落发处已生长许多头发。口已不渴，舌苔薄白，质正常，脉弦缓。患者喜悦非常。再用前方，口服药与外洗药并进，以巩固疗效。

俟后随访 3 次，患者自前次服中药与外洗头部之药后，头发已全部生长，未见脱落。

（九）遗尿

1. 痰热郁肺

杜某，男，14 岁。1975 年 6 月 16 日初诊。

家长代诉：患儿遗尿已 10 年，病情加剧 2 年。患儿于 10 年前，即于睡眠时梦中遗尿，每周 1 ～ 2 次。近 2 年来，每夜睡中遗尿达 4 ～ 5 次；并经常咳嗽，气喘，吐稠痰，口渴，大便正常，小便色黄，舌苔黄白乏津，舌质红，右脉滑数，左脉细数。

辨证：此乃痰热郁肺伤阴而成咳嗽气喘；肺阴虚，则治节无权，不能起到正常通调水道之作用，以致膀胱开阖失司，故又称遗尿之证。《素问 · 灵兰秘典论》说："肺者，相傅之官，治节出焉。"《素问 · 咳论》说："肺咳之状，咳而喘息有音……"《灵枢 · 本神》说："肺藏气……肺气虚，则鼻塞不利少气；实则喘喝，胸盈仰息。"本证因痰热郁肺，故咳嗽、气喘、吐稠痰、右脉滑数；痰热郁久伤阴，故口渴、舌苔黄白少津、舌质红、小便黄、左脉细数；肺阴虚，则肺之治节失权，不能通调水道，故膀胱之开阖失常，而每夜必睡中遗尿。遂立宣肺清热，佐以祛痰养阴法。用"麻黄杏仁石膏甘草汤"加味治之。方中用麻黄、石膏清肺中之郁热，杏仁降气行痰，甘草和中。加入桔梗以开胸膈滞气，明沙参与麦冬泻热养阴。此遗尿证，舍肾与膀胱不治而从肺治者，即古人所谓"肺为水上之源"，源清则流自洁也。

治法：宣肺清热，佐以祛痰养阴。

处方：麻黄杏仁石膏甘草汤加味。麻黄 6g，杏仁 9g，生石膏（另包先煎）18g，甘草 3g，桔梗 6g，明沙参 12g，麦冬 10g。

水煎服，2 剂。

6 月 18 日二诊：患者服前方后，已两夜未遗尿。昨天停药，昨夜又遗尿 2 次，余症同前。原方再加生石膏 6g，水煎服，3 剂。

6 月 26 日三诊：服前方后，口渴减轻，饮食减少，余症同前。仍本前方，去麦冬之养阴与桔梗之升提，加山药、谷芽以健脾开胃。

处方：麻黄 6g，杏仁 9g，生石膏 12g（另包先煎），甘草 3g，明沙参 12g，山药 24g，谷芽 24g。

水煎服，3 剂 。

6 月 30 日四诊：食量增加，夜间偶尔遗尿 1 次，咳嗽与气喘减轻，口微渴，舌苔白而有津、质微红，脉略数，左手脉已无细象。原方去明沙参之养阴，加苏子以祛痰平喘。

处方：麻黄 6g，杏仁 9g，生石膏 12g（另包先煎），甘草 3g，山药 24g，谷芽 24g，苏子 6g。

水煎服，3 剂。

自此以后，患者未行复诊。2 周以后，去病家探访，得知患儿遗尿证已痊愈，只微喘而已。同年 11 月 12 日，病儿之母见患者之遗尿已数月未发，故特来信致谢。

2. 肾气虚弱

张某，男，12 岁。1975 年 6 月 3 日初诊。

家长代诉：患儿夜间遗尿已 10 余年，自幼小时，即每夜遗尿二三至，西医诊断为大脑发育不良。经用中西药以及民间验方治疗无效，又用针灸治疗多次，效仍不显，故特来就诊。

刻诊：患儿饮食睡眠均可，大便正常，小便清白，舌苔薄白、质淡红，脉沉细。

辨证：此乃肾气虚弱，影响膀胱失其约束而成遗尿之证。《灵枢·本输》说："肾合膀胱。"又说："虚则遗溺，遗溺则补之。"《诸病源候论》"小便病诸候、尿床候”说：“夫人有于眠睡不觉尿出者，是其禀质阴气偏盛，阳气偏虚者，则膀胱肾气俱冷，不能温制于水，则小便多，或不禁而遗尿。”今本证由于素禀阴气偏盛，阳气偏虚，故夜间阴盛之时，睡中阳不敌阴，则影响膀胱，失其约束而遗尿；因肾气虚弱，故从幼小即遗尿，并现舌苔薄白、质淡红、小便清白、脉沉细等症。遂立补肾益气，佐以固涩法，选方以“缩泉丸”加味治之。方中益智仁补命门火之不足，乌药散膀胱之虚寒，山药固涩精气。另加五味子、桑螵蛸助山药以固肾，甘草协和诸药。

治法：补肾益气，佐以固涩。

处方：缩泉丸（方见《本草备要》“益智仁”注释）加味。益智仁 9g，台乌 9g，山药 18g，五味子 6g，桑螵蛸 12g，甘草 3g。

水煎服，2 剂。

7 月 7 日二诊：服前方后，有一夜未遗尿，舌脉同前。原方再加枸杞子、菟丝子温肾益精，龙骨涩以固脱。

处方：益智仁 9g，台乌 9g，山药 18g，五味子 6g，桑螵蛸 12g，甘草 3g，枸杞子 9g，菟丝子 9g，龙骨 12g（另包先煎）。

水煎服，3 剂。

7 月 12 日三诊：服前方后，已几夜未遗尿，饮食稍减，舌苔与脉象同前。原方去补而柔润之枸杞子，加入健脾开胃之麦芽，补脾和中之白术。

处方：益智仁 9g，台乌 9g，山药 18g，五味子 6g，桑螵蛸 12g，甘草 3g，菟丝子 9g，麦芽 9g，龙骨 12g（另包先煎），白术 9g。

水煎服，3 剂。

1 个月后随访，得知患儿服前方中药后，饮食增加，遗尿证痊愈，已未复发。

3. 肺脾气虚

王某，男，11 岁。1975 年 9 月 23 日初诊。

家长代诉：每夜睡中遗尿已 5 年。5 年以来，每夜必遗尿 2 ～ 3 次，曾服中药以及民间验方等，均无显效，因此来求余诊。

刻诊：面色㿠白，神疲气短，食欲不振，大便正常，小便清白，遗尿次数同前，舌苔薄白、质淡红，脉虚。

辨证：此乃肺脾气虚，因脾虚不能散精归肺，肺虚则治节失权，而肾又上连于肺，故影响肾水不摄，膀胱之开阖失常而成遗尿之证。《灵枢·经脉》说："手太阴之别，名为列缺……虚则欠㰦，小便遗数。"又《灵枢·口问》说："中气不足，溲便为之变。"张仲景《金匮要略方论·肺痿肺痈咳嗽上气病脉证并治》说："肺痿吐涎沫而不咳者，其人不渴，必遗尿，小便数。所以然者，以上虚不能制下故也。"今本案之遗尿证，虽非由于肺痿所致，然基于上述诸症以分析之，知为肺脾气虚而成，其上虚不能制下之理，则无以异也。患者由于脾虚，故面色㿠白，神疲气短，食欲不振，小便清白，舌苔薄白，质淡红；又由于脾虚不能散精归肺，肺虚则治节无权，脾肺俱虚，所谓"上虚不能制下"，故遗尿而现虚脉。遂立补益脾肺之法，用李东垣"补中益气汤"。方中用黄芪、党参以补肺，因肺者气之本也；用白术、甘草以补脾，因脾者肺之本也；补阳必兼和阴，否则恐阳反亢盛，故用当归以养血；补中必兼利气，否则恐胃纳呆滞，故用陈皮以调中；用升麻、柴胡以升清气，清气升则浊阴自降；用生姜、大枣以和营卫，营卫和，则诸虚自复；另加白果仁者，助党参、黄芪之补益肺气，且能缩小便也。《难经·十四难》说："然损其肺者，益其气……损其脾者，调其饮食，适其寒温。"今本案之治法，盖祖于此。

治法：补益脾肺。

处方：补中益气汤（《东垣十书·内外伤辨》）加味。党参 12g，黄芪 24g，当归 6g，白术 9g，陈皮 9g，升麻 6g，柴胡 6g，大枣 10g，生姜 3g，甘草 3g，白果仁 12g。

水煎服，2 剂。

9 月 26 日二诊：患者服前方后，昨夜已未遗尿，饮食增加，精神好转，舌脉同前。原方再进 3 剂。

10 月 2 日三诊：近几夜已未遗尿，食欲已复正常。前方再进 2 剂，以巩固疗效。

1 个月以后随访，得知患儿之遗尿证已未复发，身体康健如常。余用本方加味，治愈与本案同一类型之遗尿证者数例，兹不再举。

（十）心悸

1. 心阳不振，心血亏虚

关某，男，46岁。1966年3月28日初诊。

主诉：患心累心跳已2个月余。近2个月以来常患心悸，尤以工作过度劳累之后，则心悸加剧，不能安枕而卧。曾在成都市某医院门诊部，请西医检查。听诊：心律在1分钟内，可闻期外收缩10余次，代偿间歇不全。心电图：除期外收缩以外，余正常。西医诊断：室上性期外收缩（房室节性）。服西药数日后，病情稳定，无其他变化，特来就诊。

刻诊：患者自觉心悸，左胸痛，口和，眠食尚可，二便正常。察其舌苔薄白、质红，脉结，脉来二至或三至一停。

辨证：此乃心阳不振，心血亏虚，而成心悸之证也。《素问·平人气象论》说："胃之大络，名曰虚里，贯膈络肺。出于左乳下，其动应衣，脉宗气也。"《伤寒论·辨太阳病脉证并治下》178节说："脉按之来缓，时一止复来者，名曰结。"周禹载《伤寒论三注》说："第以病人，正气大亏，无阳以宣其气，更无阴以养其心，此脉结代心动悸所由来也。"本证因心阳虚，无以宣通其气，气滞则血阻，故左胸部痛；血虚无以养其心，故现心动悸；气虚，故舌苔薄白；阴虚，故舌质红；脉虽乘气而动，因血气虚，则不能接续，故现脉结。遂立通阳复脉、益气滋阴法，用"炙甘草汤"。本方以炙甘草为主，先健脾胃之中气；以党参代人参，大补元气而生津；生地黄、阿胶、麦冬、麻仁滋阴补血；生姜、大枣调和营卫；再用桂枝以通心阳，清酒以行药势，则气血充而脉道利，而心悸、脉结等症自然愈矣。

治法：通阳复脉，益气滋阴。

处方：炙甘草汤（《伤寒论》）。炙甘草12g，党参15g，生地黄20g，阿胶15g（烊化），麦冬15g，麻仁30g，生姜6g，桂枝10g，大枣10g。

以上9味，用清酒30g，净水300mL，先煮8味，取150mL，去滓；将阿胶置入药水内，加火使阿胶溶化后，分作3次温服。并嘱患者不服任何西药。

4月8日二诊：患者诉服前方2剂后，自觉胸痛与心悸减轻，因此自愿将原方重服4剂。今左胸痛与心悸已显著好转，另增口干苦，失眠，舌苔、脉象同前。原方去生姜、桂枝之温药，另加入龙骨重镇以安神，郁金疏气而活血。

处方：炙甘草 12g，党参 15g，生地黄 20g，阿胶 15g（烊化），麦冬 15g，麻仁 30g，龙骨 20g（先煎），郁金 10g。

水煎服，2 剂。

4 月 11 日三诊：服前方后，心悸更减轻，胸痛微，脉结，约七十至一停，舌苔薄黄，质微红。原方去郁金之行气，加入丹参以补心活血。

处方：炙甘草 12g，党参 15g，生地黄 20g，阿胶 15g（烊化），麦冬 15g，麻仁 30g，龙骨 20g（先煎），丹参 15g。

水煎服。

4 月 20 日四诊：前方共服 13 剂，心悸与胸痛已愈，舌脉正常。西医复查，听诊无杂音，并于 1 分钟内，均未见心律不齐。原方再进 2 剂，以巩固疗效。

半年以后随访两次，患者前证俱未见复发。

2. 脾虚湿泛，水气凌心

杨某，女，58 岁。1958 年 5 月 29 日初诊。

主诉：患心累心跳与足肿已 4 个月余。近 4 个月以来，时现心慌、心累、心跳，并伴有两足浮肿、胸前疼痛等症。来门诊部就诊时，西医检查，患者系慢性病容。心四瓣膜区均有收缩期吹风样杂音，尤以三尖瓣及二尖瓣部为著。叩诊右界在第五肋间胸首右缘外 2cm，左界无扩大。肺无啰音。腹明显发胀，脐外突，肝脾不满意。叩诊无腹浊音，液波不著，两下肢凹陷性水肿。小便常规正常。血压 108/70mmHg。

西医诊断：三尖瓣及二尖瓣膜疾患，以闭锁不全为主，右心衰竭。

刻诊：除心悸与两足浮肿以外，有饭后胃胀、胸痛彻背、热敷胸背痛即减轻；腹鸣，腹胀硬、按之痛，矢气则舒适；口和，小便少，解时有热感，大便结。舌苔白，质淡红，脉弦滑。

辨证：此乃脾虚湿泛，水气凌心，而成心悸与水肿之证也。《素问·至真要大论》说："诸湿肿满，皆属于脾。"《素问·阴阳应象大论》说："浊气在上，则生䐜胀。"《素问·脏气法时论》说："脾病者……虚则腹满肠鸣。"又说："心病者，胸中痛，胁支满。"朱震亨《丹溪心法·惊悸怔忡六十一》说："心虚而停水，则胸中渗漉，虚气流动，水既上乘，心火恶之，心不自安，使人有怏怏之状，是则为悸……悸者，与之逐水消饮之剂。”本证因脾虚不运，水湿泛滥，故现腹胀足肿；水气上凌于心，则心阳不振，故现心悸；湿浊上蔽胸阳，则阳气不布，故现胸痛彻背、喜用热敷；湿邪壅阻中焦，运化无权，气不和畅，故现腹鸣及腹胀硬、按之痛，矢气则舒适；脾不能为胃行其津液，故大便结；膀胱之气化失常，故小便短少；舌苔白，质淡红者，乃脾虚湿泛之象；脉弦滑者，弦主诸痛，又主有饮邪，滑为邪盛，二者皆阳中之阴脉也。遂立健脾利湿，通阳散结法，用“五苓散”合“瓜蒌薤白半夏汤”加味治之。方中之白术、茯苓健脾利湿，猪苓、泽泻利水于下；桂枝通阳化气，薤白温中散结，瓜蒌荡胸中之垢腻，法半夏祛脾胃之湿痰，另加谷芽健脾和中。《素问·至真要大论》说：“湿淫于内，治以苦热，佐以酸淡，以苦燥之，以淡泄之。”今治疗本证之法，盖遵此意也。

治法：健脾利湿，通阳散结。

处方：五苓散（《伤寒论》）合瓜蒌薤白半夏汤（《金匮要略方论》）加味。白术 10g，茯苓 10g，猪苓 10g，泽泻 10g，桂枝 3g，薤白 10g，全瓜蒌 6g，法半夏 6g，谷芽 10g。

水煎服，2 剂，并嘱患者不服任何西药。

6 月 2 日复诊：患者服前方后，胃及腹胀减轻，饮食增加，心悸好转，小便增多，余症同前。原方再服 4 剂。

6 月 9 日三诊：胸痛与足肿减轻，口渴饮热，小便更多，舌苔白，脉弦缓。原方去猪苓、法半夏，免伤津液也。

处方：白术 10g，茯苓 10g，泽泻 10g，桂枝 3g，薤白 10g，全瓜蒌 6g，谷芽 10g。

水煎服，3 剂。

1 个月以后随访，患者诉服前方后，诸症痊愈，身体康复如常。

（十一）肺胀

1. 肺气阴虚，痰饮化热

黎某，女，58 岁。1958 年 5 月 3 日来门诊，因患咳嗽，气喘，双下肢浮肿，收入我院住院部治疗。

主诉：咳嗽气喘已 5 年，双下肢浮肿已 3 个月余。现在史：5 年以来，经常患咳嗽多痰，冬季则加剧，病情逐年加重。今年2个月，咳嗽，气喘，双下肢浮肿，小便短少。1个月以前，又现面目肿，唇紫，喜半坐位，近几天自觉心窝右侧有包块。

过去史：无咳血史，无便血史，未患过疟疾、伤寒等病。21岁结婚，50岁绝经，生5胎。

西医查体：神清，气喘，半坐位，消瘦，尚能平卧，肤常黄，眼睑浮肿，结膜无水肿，无鼻翼，两唇明显发绀，咽略红，扁桃不大，颈软，颈静脉略现搏动，甲状腺不大；胸部无畸形，呼吸均匀对称，两肺布有中等度湿啰音及少量干鸣音，叩诊音清。心跳快，心音钝，无杂音，左右心界无扩大。腹软呈舟状，肝肋下四横指多，界限部分清楚，中等硬度，剑突下有如肿物感，脾未触及，两下肢呈凹陷性浮肿，膝关节屈伸不利。胸透：肺纹理显著增多，右下肋稍变钝，肺野基本清晰，右心稍饱满。意见：①老年性支气管炎；②肺源性心脏病。

血常规：红细胞 6.84×10^{12}/L，血红蛋白 90g/L，白细胞 12.3×10^{9}/L，脉搏110次/分，呼吸30次/分，体温36.8℃，血压110/72mmHg。

西医诊断：慢性支气管炎，肺心病，心力衰竭。

刻诊：面色晦暗少神，唇、指与舌质均呈紫暗色，双下肢浮肿。气喘，呼吸困难，语声低微。咳嗽吐黏痰不利，心累心跳，气紧，胃胀不思食，口渴不思饮，小便少而热、色黄，大便结燥。舌苔白，舌之后半部有厚腻苔，脉细数无力。

辨证：此乃肺气阴虚，痰饮化热所致之肺胀与水肿也。《灵枢·胀论》说："肺胀者，虚满而喘咳。"《金匮要略方论·肺痿肺痈咳嗽上气病脉证治》说："咳而上气，此为肺胀，其人喘，目如脱状……"李中梓《医宗必读》于"痰饮"一文说："夫饮入于胃，游溢精气，上输于脾，脾气散精，上归于肺，通调水道，下输膀胱，水精四布，五经并行，何痰之有？"《医宗必读》于"喘"证一文说："《内经》论喘，其因众多，究不越于火逆上而气不下也……巢氏严氏止言实热，独王海藏云肺气果盛，则清肃下行，岂复为喘？皆以火烁真气，气衰而喘，所谓盛者，非肺气也，肺中之火也。斯言高出前古。"又说："肺胀而喘，利水散邪。"叶香岩《三时伏气外感篇》说："方书以先喘后胀治在肺，先胀后喘治在脾，亦定论也。"本案之证，由于咳嗽、气喘长期未愈，痰饮郁久化热，故气喘咳吐黏痰不利，脾之健运失常，不能散精归肺，水谷之精微聚而为痰，故胃胀不思食；肺之肃降失权，不能通调水道，下输膀胱，故水溢高原，淫于肢体皮肤而为水肿；痰为秽浊之物，“有诸内必形诸外”，故面色晦暗、舌苔白、舌之后半部有厚腻苔；痰热郁久，损伤肺之气阴，故面容少神、呼吸困难、语声低微；痰阻则气不顺行，气不行，则血液瘀阻，加以肺之气阴亏虚，血液更不流行，故唇指与舌质均呈紫暗之色；胸中有痰，故口渴不思饮；痰火上扰于心，故心累心跳；肺阴虚，故小便少而热，大便结燥；脉细数无力者，数为阳盛阴亏，细主气衰，今气阴俱虚，故其脉象如此。遂立益气养阴、祛痰清热行血、利湿法，用“麦门冬汤”合“苇茎汤”加减治之。“麦门冬汤”中之人参，以党参代之，既可以大补肺中之元气，又可以合甘草、粳米补益胃土，以资肺金之助。麦冬清肺，使肃降之令复原；法半夏祛痰，能下冲脉之逆气。二味相伍，则麦冬滋而不腻，法半夏燥不伤阴，用于肺燥夹痰，有相得益彰之妙。不用大枣者，因患者有胃中胀满，故中满者忌之。又用“苇茎汤”中之苇茎以清热，瓜蒌以涤痰，薏苡仁利肺中之湿邪，桃仁泻血分之结热，另加谷芽以健脾开胃。倘医者徒补气阴，则水湿无从而去；徒利水湿，则气阴更加亏损。以上两方合用，具有扶正祛痰、下热散结、兼行水通瘀之力，标本兼治，方能奏效。

治法：益气养阴，祛痰利湿，清热行血。

处方：麦门冬汤（《金匮要略方论》）合苇茎汤（《千金要方》）加减。麦冬15g，法半夏10g，党参20g，甘草3g，粳米30g，苇茎20g，薏苡仁15g，瓜蒌30g，桃仁10g，谷芽15g。

水煎服，2剂。不用任何西药。

5月6日二诊：服前方后，各症如前。原方再进2剂。

5月9日三诊：患者自诉咳嗽、气喘与心跳心累均有所减轻，精神好转，食欲增加，小便增多，口干苦，余症同前。原方加入黄芩以清热，花粉以生津。

处方：麦冬15g，法半夏10g，党参20g，甘草3g，粳米30g，苇茎20g，薏苡仁15g，瓜蒌30g，桃仁10g，谷芽15g，黄芩3g，花粉10g。

水煎服，3剂。

5月13日四诊：服前方后，症情稳定。原方再服3剂。

5月17日五诊：咳、喘、心累、心跳更较前减轻，口渴、口苦与唇、指紫暗亦好转，小便多、色黄，大便微结，足肿明显减轻，舌苔白，脉细数已有力。仍守原方再服。

前方共服 12 剂，因诸症基本好转，患者要求出院服药调养。出院时，食欲与精神较好，咳喘与心累心跳更加好转，舌质、唇指已不紫暗，足肿甚微，口干苦，脉细近数。经西医复查：心力衰竭已基本被控制。仍守原方，共进 6 剂，嘱患者携药出院服。2 个月以后随访 2 次，患者诉服前方 6 剂后，足肿、胃胀已愈，精神较好，但有时仍感咳嗽与心累而已。

2. 肺肾气虚

徐某，女，60 岁。1958 年 9 月 12 日初诊。

主诉：咳嗽气喘已 10 年余，腹胀足肿已两周。10 年以来，经常咳嗽，气喘，每值感冒病情则加重，无论服中药或西药后，即逐渐好转，然竟不能获彻底治愈。1957 年 8 月 5 日，在本院透视肺部，诊断为支气管炎、肺气肿。两周前，忽两足浮肿，逐渐延及小腹肿胀，面、目、两手亦现微肿，小便短少。服中药五皮饮加苍术、白术、槟榔、丑牛、葶苈子之类，以健脾行气利水。服数剂后，效仍不显，特来就诊。

西医检查：面及眼胞肿。心颤，规则、无杂音、二尖瓣心音亢进。两肺呼吸音低，散在中等湿鸣。腹胀，似有皮下积水，下身浮肿，两下肢呈明显凹陷性浮肿。小便未查。

西医诊断：①慢性支气管炎；②肺源性心脏病。

刻诊：面色微黑，少神，面目与两手微肿，下肢浮肿较甚，小腹胀，语音重浊，咳吐绿色稠痰，自觉气向上涌难受。头晕、耳鸣、心悸、喉干、纳少、多食则胀，口苦、口渴饮温量少，大便干，小便少，舌苔白滑、质淡红，脉缓弱、两尺更弱。

辨证：此乃脾肾气虚，水不化气，津不散布而成痰，痰壅于肺，以致成咳而上气肺胀之证；肺脾肾三脏俱虚，久之则肾不能化膀胱之气，脾不能利水，肺不能通调水道，以致水肿。《素问 · 水热穴论》说："肾者，至阴也；至阴者，盛水也。肺者，太阴也；少阴者，冬脉也。故其本在肾，其末在肺，皆积水也。"又说："肾者胃之关也，关门不利，故聚水而从其类也。"《素问 · 至真要大论》说："诸湿肿满，皆属于脾。" 李中梓《医宗必读》说："可见诸经虽皆有肿胀，无不由于脾肺肾者。盖脾土主运行，肺金主气化，肾水主五液。凡五气所化之液，悉属于肾；五液所行之气，悉属于肺；转输二脏，以制水生金者，悉属于脾。故肿胀不外此三经也。”本证由于平素脾肾气虚，肾气虚则无以温养脾土，脾土虚则无以散精归肺，是以津液凝聚而为痰。脾为生痰之源，肺为贮痰之器，痰贮于肺，故咳嗽吐稠痰；肺不肃降，故气向上逆；肾虚，故面色黑、头晕耳鸣；脾虚，故纳少、多食则胀；脾肾气虚，故精神萎靡；肺脾肾三脏俱虚，久则肾之开阖失常，脾不能制水，肺不能通调水道，故小便短少；而水湿泛溢，面目及四肢皆肿，小腹亦胀；水气凌心，故心悸；水湿内停，津不上达，故喉干、口渴饮少；肾之阴精不足，水不涵木，则相火内炽，故口苦、吐绿色稠痰。至于舌苔白滑，乃水湿内停之象；舌质淡红，为脾肾气虚之征。脉缓主有胃气，亦主湿邪；脉弱主真气衰弱；右尺更弱者，乃命门气亏，真火衰微之象也；左尺更弱者，肾精亏损之征也。遂立温肾扶阳、化气行水法，用“肾气丸”加减，亦即“济生肾气丸”去熟地黄、山茱萸、肉桂，本王冰所谓“益火之源以消阴翳”也。方中用制附片以补命门之火，山药益肾强阴兼补脾肺；丹皮泻伏火，并可监制附片之辛热；茯苓、泽泻利湿行水。不用肉桂者，因恐助相火之内炽；不用熟地黄、山茱萸者，因恐滋腻而碍湿。另加入车前子、牛膝者，因车前子利尿不伤阴，牛膝强肾并引诸药下行也。“肾气丸”，本阳于阴之义，在育肾阴之“六味地黄丸”基础上加味组成，与本证之病机基本相符，故用此方随证加减。

治法：温肾扶阳，化气行水。

处方：肾气丸（《金匮要略方论》）加减，改为汤剂。山药 15g，丹皮 10g，茯苓 10g，泽泻 10g，车前子 10g，牛膝 10g，制附片 10g（另包、先煎半小时）。

水煎服，1 剂。

9 月 14 日二诊：患者服前方后，面及四肢肿已减轻，饮食增加，小便增多，余症同前。原方再服 2 剂。

9 月 17 日三诊：面与两足微肿，咳喘、心悸均减轻，喉已不干，口已不渴、不苦，仍头晕耳鸣，舌苔白滑、质淡，脉缓弱。原方再加入枸杞子以滋肾益气，砂仁以行气调中，薏苡仁健脾渗湿，桑枝通经活络。

处方：山药 15g，丹皮 10g，茯苓 10g，泽泻 10g，车前子 10g，牛膝 10g，制附片 10g（另包先煎半小时），枸杞子 15g，砂仁 6g（后下），薏苡仁 15g，桑枝

20g。

水煎服，2剂。

9月21日四诊：面已不肿，腹已不胀，足微肿，头晕耳鸣与咳喘减轻，食欲更增，舌苔白、质淡，脉缓已较前有力。原方再服4剂。

10月17日随访，患者服前方中药后，除尚有少许咳嗽以外，其他诸症皆愈。俟后又随访2次，身体皆较好，能做家庭一般工作。

（十二）麻疹

宋某，男，7岁。1954年11月15日初诊。

家属代诉：患儿咳嗽气喘已7天。11月9日忽然发热，咳嗽，目赤，流泪；至11日，全身发出麻与疹并见，未服任何药物。13日，麻疹自然消退，忽现气喘、鼻翼扇动、咳嗽加剧，延西医陈宏飞老师往诊。陈医师诊断为麻疹并发肺炎，当日即注射青霉素几次，病稍减轻，然患儿畏痛，坚持拒绝注射前药，因此特延中医会诊治疗。

刻诊：患儿咳嗽气喘，鼻翼扇动，喉中痰响。据其家长说，病者口不渴，小便滞涩、量少色黄。察其舌苔白滑，质红；诊其两手脉微且细，体温腋下37℃。

辨证：此乃肺热夹痰，肾之阴阳皆虚，最危之证也。肺热夹痰，故咳嗽气喘、喉中痰响；肺之化源欲绝，故鼻翼扇动，《灵枢·经脉》说："肾足少阴之脉……其直者，从肾上贯肝膈，入肺中，循喉咙，夹舌本。"本证因肺热郁久不治，伤及肾阴，肾阴亏损，故舌质红；肾合膀胱，肾阴虚，故小便滞涩；阴损及阳，肾阳虚，则水湿上泛而为痰，故舌苔白滑、口不渴；因阴阳气血俱衰，故脉见微细。设使徒清肺热，则恐阳气之脱；徒补肾阳，则恐肺热益甚；徒养肾阴，则恐助痰为虐。遂共拟温肾养阴，清热利痰法治之。用肉桂以补肾阳，黄柏以补肾水；玄参、石斛、麦冬泻热养阴；犀角（水牛角代）、牛蒡子、甘草清热解毒；白茯苓行水利痰。此方寒热并用，虽泻热而不伤阳，补阳而不伤阴，而能起协同作用。先试服1剂，冀图挽救于万一也。

治法：温肾养阴，清热利痰。

处方：会诊共拟方。肉桂3g，黄柏6g，玄参15g，石斛12g，麦冬16g，牛蒡子6g，生甘草3g，白茯苓10g。

水煎服，1 剂。服药时，加犀角（水牛角代）0.2g 为末冲服。

11 月 16 日去病家探视，病者之父母迎门，欣喜不可名状，皆谓病孩昨夜气息已平，喉中已无痰响，且能入睡；今晨已能食稀粥半碗，小便已畅通。入门见病孩果然气平咳减，鼻翼已不扇动，口渴，舌苔微黄而燥，脉沉略数。服前方后，虽肾阳已复，但因白茯苓之行水利痰又有伤阴之象也。仍用前方去肉桂、黄柏、犀角、茯苓，加知母滋阴润燥，天花粉生津止渴，丹皮清血中伏火也。

处方：玄参 10g，麦冬 10g，天花粉 10g，牛蒡子 6g，丹皮 6g，知母 10g，生甘草 3g。

水煎服，1 剂。

11 月 18 日，又去病家探视，病孩自服前方后，食欲大增，诸病痊愈，精神较好，已能下床活动，其家长连声感谢!

（十三）头痛

1. 胃中虚寒

蒋某，男，54 岁。1954 年 4 月 10 日初诊。

主诉：患前额头痛已 8 年余。8 年以来，每日午后一点至两点钟时，即呈前额疼痛，必痛至夜半时方止。每当饿极则欲呕，口淡无味，不渴，舌苔白润，质淡，两手脉缓弱，曾服中西药无效，乃延余诊。

辨证：此病状虽现于阳明之经，而病源实在阳明之腑，乃胃中虚寒所致之头痛也。数年以来，诸中医师，尽从阳明经治，是以不愈。《灵枢·顺气一日分为四十》说："夕则人气始衰，邪气始生，故加；夜半人气入脏，邪气独居于身，故甚也。"此病头痛在午后，至夜半时方止者，即正虚不能敌邪之故。因午后人气始衰，夜半人气入脏之时，下焦浊阴之气，趁此上乘于阳明经之部位，故头痛。饿极则欲呕，口淡无味，不渴，舌苔白润，脉缓弱者，皆胃中虚寒之象。因胃中虚寒，故每当饥饿之时，下焦浊阴之气，更趁此由胃上乘于胸中清阳之界，而胸中清阳之界，又拒不受浊邪，是以欲呕也。因立温中降逆法以治之，用仲师吴茱萸汤。以吴茱萸温中散寒，降逆下气，生姜散寒止呕，党参、大枣补虚和中。胃气补，中气旺，则中焦自能抵御邪气；寒邪散，逆气降，则浊阴之气，自不再犯阳明经之部位矣。

处方：吴茱萸汤（《伤寒论》方）。党参 24g，吴茱萸 12g，大枣 15g，生姜 10g。

水煎服，2 剂。

4 月 12 日，去探访病人，据说：服前方 1 剂，头痛大减，已不欲呕，再服 1 剂后，诸症全愈。半年以后，随访两次，前症均未见复发。

2. 肾阴虚衰

聂某，男，52 岁。1954 年 7 月 20 日初诊。

主诉：头痛已 4 年，加剧已 3 天。近 4 年以来，经常反复发作头痛。每当头痛发作时，必令其家人用拳头击其头项，则痛稍缓解，如拳停须臾，则痛复如故。病人家属邀余往诊时，见其子用两拳交换击病人之头项而不止，且面色青黑，舌上无苔，质淡红，语声啾啾然，细而长，似不敢扬，两手脉浮弱，左手尺脉沉细无力。

辨证：此属肾阴虚衰，所引起之头痛证也。《素问·五脏生成》说："是以头痛颠疾，下虚上实，过在足少阴、巨阳，甚则入肾。"王冰于《素问》本篇上述一段注释说："足少阴肾脉，巨阳膀胱脉。膀胱之脉者，起于目内眦，上额交颠上……络肾，属膀胱。然肾虚而不能引巨阳之气，故头痛而为上巅之疾也。"本证因肾虚而不能引巨阳之气，故成下虚上实；因在上之实邪阻滞，影响气血之流通，故头项痛时，必喜人用拳以击头，击则气血流通，痛可暂缓耳。面色青黑者，即《金匮要略方论·脏腑经络先后病脉证》所谓"又色青为痛，色黑为劳"是也。病人语声啾啾然，细而长者，即《金匮要略方论·脏腑经络先后病脉证》所谓"（病人）语声啾啾然，细而长者，头中病"也。两手脉浮弱者，即《金匮要略方论·血痹虚劳病脉证并治》所谓："脉浮者，里虚也。"况左手尺脉沉细，舌光无苔，非肾阴虚而何？遂立滋补肾阴法以治之。用六味地黄丸，以熟地黄滋阴补肾，山茱萸涩精秘气，丹皮泻相火，山药补脾肾，茯苓、泽泻以利湿热。相火清，湿热去，肾阴足，脾胃强，自能引巨阳之气，而无颠顶头痛之证矣。

处方：六味地黄丸（赵养葵《医贯》方）。熟地黄 30g，山药 30g，丹皮 12g，茯苓 18g，泽泻 18g，山茱萸 24g。

上六味，共为细末，炼蜜为丸，每日早晚，空腹用温开水送服 10g，共服 2 剂。

8月5日，随访病人，据说：前方丸药，刚服一半，头痛已愈，经随访两次，前证未见复发。

（十四）黄疸

刘某，男，34岁。1952年9月3日初诊。

主诉：发热，一身发黄已两天。自9月1日起，突然一身发热，汗少，面目及全身皮肤发黄，如橘子色，小便深黄，口苦，口渴，喜热饮，食欲减退，舌苔黄白厚腻，质红，两手脉浮，沉取有力，一息五至，未抽血检查肝功。

辨证：此乃湿热发黄，即现今所称“阳黄”是也。《灵枢·论疾诊尺》说：“寒热身痛而色微黄，齿垢黄，爪甲上黄，黄疸也。”又《伤寒论·辨阳明病脉证并治》第262节说：“伤寒瘀热在里，身必黄，麻黄连轺赤小豆汤主之。”本证由于外感郁热，与胃中之湿气互结，湿热留蓄，不得宣泄，故熏蒸于外，而面目及一身发黄，即《内经》所谓“湿热相交，民多病瘅”是也。胃中热盛，故口苦，口渴，小便深黄；湿阻中焦，故渴喜热饮，食欲减退；舌苔黄白厚腻者，湿热内阻之象；两手脉浮有力者，邪欲外达之征。遂立解表清热利湿法以治之，用麻黄连轺赤小豆汤。方中之麻黄、杏仁，发汗以散肌肉腠理之郁热与湿邪，连翘清热，桑白皮代梓白皮，能泻肺行水，赤小豆清热利湿，生姜以散表邪，大枣以补脾胃，此二者相伍，不专于发散，又以行脾之津液和营卫者也。

处方：麻黄连轺赤小豆汤（《伤寒论》方）。麻黄10g，杏仁10g，连翘10g，桑白皮12g，赤小豆18g，生姜10g，大枣10g。

水煎服，1剂。

9月5日复诊，服前方后，汗出，面目及一身发黄减轻，食欲增加，余症同前。仍用前方去麻黄之发汗解表，加入栀子、黄柏、黄芩、茵陈，共成清热利湿退黄之功效。

处方：麻黄连轺赤小豆汤合茵陈蒿汤、栀子柏皮汤（《伤寒论》方）加减。杏仁10g，连翘10g，桑白皮12g，赤小豆18g，生姜10g，大枣10g，栀子10g，黄柏10g，黄芩10g，茵陈20g。

水煎服，2剂。

五日以后，随访病人，见其面目及一身发黄已消退，小便正常，身体康复如初。

（十五）其他外感病

1. 外感过汗，少阴亡阳

黎某，男，32 岁。1954 年 4 月 17 日初诊。

家属代诉：病员患手足厥冷，汗出不止，已达五天。因病人身体素弱，易患感冒，十天以前，病人不慎，感受外邪，症见发热恶寒、头痛、汗少等，医者给以羌活、麻黄、细辛、防风之类，以发汗解表，服一剂后，发热与头痛虽愈，然汗出不止，以至于今。

刻诊：除全身汗出不止以外，尚有背常恶寒，手足厥冷，神倦欲睡，舌苔白润，质淡，口和，二便正常，脉微细欲绝，能食少许稀粥。

辨证：此乃外感过汗，少阴亡阳之证也。因汗出不止，背常恶寒，舌苔白润，质淡，口和，二便正常，皆阳虚之证。手足厥逆，乃里寒阳气虚，不能外达四肢所致。即《伤寒论·辨厥阴病脉证并治》第 337 节所谓“凡厥者，阴阳气不相顺接”，亦即古人所谓“阴厥”证也。脉微细欲绝者，即沈尧封所说：“盖营行脉中，阴血虚，则实其中者少，脉故小；卫行脉外，阳气虚，则约乎外者怯，脉故薄。”（引自陈修园《伤寒论浅注·辨厥阴病脉证篇》所引沈尧封注）此病由于体弱，不能胜任辛温重剂以发汗，以致阳虚不固而脱液，故脉微细欲绝，总属少阴亡阳之证。遂立温经扶阳，补气生津法治之。用四逆汤，其中附子温经回阳，干姜温中散寒，甘草调中补虚，三味相合以回阳，使阳气与阴气相顺接，则手足厥逆自愈。再以党参，生津补气，则血液复，而脉自不绝。另配用艾火灸关元、气海，助阳消阴，更速于药力也。

处方：四逆加人参汤（《伤寒论》方）。炙甘草 15g，干姜 12g，生附片 12g（另包久煮三小时），党参 12g。

水煎服，1 剂。

灸治法：关元灸 10 壮，气海灸 10 壮。

4 月 18 日复诊，病人手足已温，精神好转，饮食增加，背恶寒减轻，脉细已有力，再进前方一剂，灸治法同前。次日探访病人，诸症已愈。

2. 外感病表里皆虚

彭某，女，54 岁。1954 年 7 月 15 日初诊。

主诉：患外感头身疼痛已一周。一周前，开始出现发热恶寒，无汗，头项强痛，一身疼痛，曾服前医解表发汗之剂未愈，乃延余往诊。

刻诊：头项强痛，一身疼痛，发热恶寒，寒多热少，如疟状，每日发作二三次，汗少，舌苔薄白有津、质淡，口和，两手脉沉，二便正常。

辨证：此乃外感表里皆虚之证也。《伤寒论·辨太阳病脉证并治》第23节说："太阳病，得之八九日，如疟状，发热恶寒，热多寒少，其人不呕，清便欲自可，一日二三度发。脉微缓者，为欲愈也；脉微而恶寒者，此阴阳俱虚，不可更发汗、更下、更吐也。"本证头项强痛，一身疼痛，发热恶寒，舌苔薄白有津，虽曾服解表之剂，然太阳之表证仍未除，设使症见热多寒少，脉现微缓，是为欲愈之征，今乃症见寒多热少，脉现沉象，与"脉微而恶寒"，所谓"阴阳俱虚"，有何异哉？"阴阳俱虚"乃言表里皆虚也。《伤寒论·辨太阳病脉证并治》第92节说："病发热头痛，脉反沉，若不差，身体疼痛，当救其里，宜四逆汤。"今病者，以症状言，则邪在表；以脉沉而言，则脉与证不符，乃属于里虚。前医用发汗解表之剂而不愈者，因正气虚衰，而卫阳不足之故也。今既明本证为外感表里皆虚，宜本仲师舍表救里，立温经复阳法以治之。用四逆汤（方解见前）使阳气内振，则卫阳自复，而表邪亦自愈矣。

处方：四逆汤（《伤寒论》方）。炙甘草12g，干姜10g，生附片12g（另包先煎3小时）。

水煎服，2剂。

7月18日，随访病人，据说：服前方一剂后，诸症全愈。

3. 外感兼水湿内停

熊某，男，54岁。1953年2月1日初诊。

主诉：前额头痛，兼小便不通，已5日矣。病人于5天以前，忽现发热恶风，汗出，前额头痛，胸部胀痛，不拒按，食不下咽，小便不通，小腹胀痛。前医曾用疏风解表利湿之剂与之服，自觉恶风已减轻，而余症如故，乃延余诊。

刻诊：除上述症状以外，面色微黄有神，舌苔白滑，质淡红，口和，两手脉浮缓，重按无力，左寸脉弱。

辨证：此乃外感兼有水湿内停之证也。因风邪袭于太阳之表，故现发热汗出，恶风，脉浮缓；膀胱气化不行而蓄水，故小便不通，小腹胀痛；水气蒸腾，随阳明经而上冲于头，故前额胀痛；水气蒸腾上达，阴邪弥漫上焦，与正气相搏，故胸部胀痛；水湿内停，故口不渴，舌苔白滑；里虚而兼心阳不振，故脉浮缓，而左寸脉弱。医者，如从阳明经论治以解表，则虚更甚；如从脉象以补虚，则湿更固。宜本《素问·汤液醪醴论》所谓“洁净府”一语，去膀胱之水，方为妙法。遂立表里两解法，用五苓散治之。方中猪苓、泽泻利水于下，茯苓、白术，健脾利湿，桂枝通阳化气，兼能解表，共奏表里两解之功。

处方：五苓散（《伤寒论》方）。桂枝 12g，茯苓 15g，泽泻 15g，猪苓 12g，白术 12g。

上五味，共为细末，每日服 3 次，每次服 10g，温开水下。1 剂。

2 月 6 日复诊，服前方后，小便已畅利，小腹胀痛及前额痛、发热恶风等证亦愈。惟胸部胀痛，舌苔白，脉缓。改用辛开苦泄，温中除湿法，用桂枝人参汤加枳实。方中之理中汤，足以温中燥湿，桂枝以宣心胸之阳，枳实以破结降浊。此方消补兼施，虚实兼顾，使阳气复而阴邪散，则胸部胀痛自除。况王好古云：“枳实佐以参、术、干姜，则益气。”故虽胃弱之人，用之亦无妨也。

处方：桂枝人参汤（《伤寒论》方）加枳实。桂枝 12g，炙甘草 6g，白术 12g，干姜 12g，党参 16g，枳实 6g。

水煎服，1 剂。

半月以后，随访病人，得知诸症全愈，身体康复如常。

二、《伤寒论》六十八讲（节选）

（一）辨疾病阴阳的大纲

【原文】病有发热恶寒者，发于阳也；无热恶寒者，发于阴也……（7）

【按】《素问·阴阳应象大论》说：“阳胜则热，阴胜则寒。”这两句是《内经》全部辨别疾病阴阳、寒热的大纲。仲师因发挥经旨，所以在本节提出“发热恶寒者，发于阳也；无热恶寒者，发于阴也”，为《伤寒论》全部辨别疾病阴阳的纲领，是开后世八纲辨证的先导。

（二）论陈修园对“脉浮”之释

【原文】太阳之为病，脉浮，头项强痛而恶寒。（1）

【按】陈修园《伤寒论浅注》对本节解释说：“太阳主人身最外一层，有经之为病，有气之为病，主乎外，则脉应之而浮。”陈氏所谓经之为病，即指外界邪气初犯人体太阳经脉的时候，经脉循行受阻所反映出的症状，所以现头项强痛。所谓气之为病，即指外界邪气初犯人体肌表的时候，卫外之阳气被扰所反映出的症状，所以现恶寒。脉浮，是太阳经病和气病共同反映出的脉象。因为邪气侵犯体表，正气向外抗邪，所以脉应手而现浮。然不论太阳经之为病或气之为病，都先由于人体抵抗力弱，不能适应外界气候的变化所引起。因《灵枢·邪气脏腑病形》说：“邪之中人，或中于阴，或中于阳，上下左右，无有恒常……诸阳之会，皆在于面，中人也，方乘虚时，及新用力，若饮食汗出，腠理开，而中于邪。”从上述一段经文来体会，虽然外界邪气是人体致病的因子，但只要我们加强锻炼身体，并注意做好预防工作，尽量不使外界邪气侵入太阳的第一关，而外界的致病因子又奈健康的人体何？

（三）论中风脉缓

【原文】太阳病，发热，汗出，恶风，脉缓者，名为中风。（2）

【按】本节“脉缓”二字，我认为在历代注家中，方有执与汪琥的解释比较精当。方氏说：“缓，即下文阳浮而阴弱之谓。”（《伤寒论条辨》）汪氏说：“脉缓，当作浮缓看。”（《伤寒论辨证广注》）我同意上述的解释，是因为《难经·五十八难》说：“中风之脉，阳浮而滑，阴濡而弱。”《金匮要略·脏腑经络先后病脉证第一》说：“风令脉浮。”又本论第一节总纲中已说：“太阳之为病，脉浮。”下文第十二节又说：“太阳中风，阳浮而阴弱。”可见本节的脉缓，不说浮缓，是为了省文的缘故。下文“脉阴阳俱紧”，不说俱浮紧，也与本节的脉缓同一个意义。

（四）论伤寒阴阳俱紧

【原文】太阳病，或已发热，或未发热，必恶寒，体痛，呕逆，脉阴阳俱紧者，名为伤寒。（3）

【按】历代注家对本节“脉阴阳俱紧”一句，有两种不同的解释。例如：①柯韵伯：“阴阳指浮沉而言，不专指尺寸也。”（《伤寒论注》）②陈修园：“其为脉阴尺阳寸俱紧者……”（《伤寒论浅注》）

以我的管见，古人言脉，有的是以尺寸分阴阳，有的是以浮沉分阴阳。《难经·二难》说："尺寸者，脉之大要会也。从关至尺，是尺内，阴之所治也。"《难经·三难》说："关之前者，阳之动也，脉当见九分而浮；关以后者，阴之动也，脉当见一分而沉。"这便是以尺寸而分的阴阳。又《难经·四难》说："脉有阴阳之法……浮者，阳也；沉者，阴也。故曰阴阳也。"这便是以浮沉而分的阴阳。本节所说的阴阳，从本论第一节总纲"太阳之为病，脉浮"以及第五十五节"伤寒，脉浮紧"二句来推想，便知道主要是指浮沉而说的。因此，我认为柯氏前注所说比较正确。但是，本论第六节"脉阴阳俱浮"的阴阳，又是另指尺寸而说了。

【又按】陆渊雷《伤寒论今释》对本节解释说："此所谓伤寒，亦非书名《伤寒论》之伤寒……书名《伤寒论》之伤寒是广义的，包括多数急性热病而言；此伤寒是狭义的，亦是外感热病。"陆氏上述本着《难经·五十八难》"伤寒有五"一段的经旨，把伤寒分为广义、狭义两种，认为本节的伤寒，即《难经》所说"伤寒有五"之一，属于狭义的。从此可见，本节的"脉阴阳俱紧"，正是《难经·五十八难》"伤寒之脉，阴阳俱盛而紧涩"的译文。可是山田正珍反说："阴阳俱三字，王叔和所掺入，宜删。"(《伤寒论集成》本节注）这几句话，似宜商榷。

（五）论太阳病，脉数急的为传

【原文】伤寒一日，太阳受之，脉若静者，为不传；颇欲吐，若躁烦，脉数急者，为传也。(4）

【按】历代注家对本节"传"字的解释，有两种不同的意见。例如：①陈修园："颇欲吐者，及少阴欲吐不吐之见证，兼见足少阴之躁，手少阴之烦，诊其脉数急而不安静者，乃为太阳之气，中见少阴之化，为传也。"(《伤寒论浅注》本节注）②承淡安："脉浮病在阳，故曰不传。如脉中带数，则病已趋入阳明；如浮中带急，急者如张弓弦，则病已趋入少阳，故曰传也。"(《伤寒论新注》)

以我的管见，以上两种解释都可以作为我们的参考。因为病在太阳的时候，从循经传来说，它可以传入阳明；从越经传来说，它可以传入少阳；从太阳与少阴相表里来说，它又可以传入少阴。仲师在本节没有指明病已传到某经，这是教后世医生必须临时结合本经的证候群来决定的缘故。

（六）辨温病与风温之脉象

【原文】太阳病，发热而渴，不恶寒者，为温病。若发汗已，身灼热者，名风温。风温为病，脉阴阳俱浮，自汗出，身重，多眠睡，鼻息必鼾，语言难出。若被下者，小便不利，直视失溲。若被火者，微发黄色，剧则如惊痫，时瘈疭。若火熏之，一逆尚引日，再逆促命期。（6）

【按】仲师在太阳篇里立风、寒、温三项为提纲，前面的中风、伤寒两个提纲里都举出了脉象以指示后人，为什么本节温病提纲里独不说脉象，而在“风温为病”一句后，又举出“脉阴阳俱浮”呢？以我的管见，从仲师自序中所说“撰用《素问》《九卷》《八十一难》来理解，书名《伤寒论》的伤寒，即《难经·五十八难》“伤寒有五”的伤寒。太阳篇立风、寒、温三提纲，也正是发挥《难经·五十八难》的经旨。所以对前面的中风说“脉缓”，似即《难经》“中风之脉，阳浮而滑，阴濡而弱”的意思。对前面的伤寒说“脉阴阳俱紧”，似即《难经》“伤寒之脉，阴阳俱盛而紧涩”的意思。对本节的温病不说脉象，又似《难经·五十八难》所说“温病之脉，行在诸经，不知何经之动也，各随其经所在而取之”的意思。这是因为仲师当时治温病，仍从六经辨证的缘故。况且温病的病情变化较快，与中风、伤寒不同，难以一定的脉象印定人的眼目，所以仲师独于温病提纲中不举出脉象。又因为本节的风温是湿温病误治后的坏证，与后世医家所说的外感风温不同，它的热证当更重于温病。例如身灼热，重于温病的发热；自汗出、身重、多眠睡、鼻息必鼾、语言难出，重于温病的口渴。见到它的证和脉，与热病没有多大的区别，所以仲师在本节提出“风温为病，脉阴阳俱浮”。脉阴阳俱浮，似即《难经·五十八难》“热病之脉，阴阳俱浮，浮之而滑，沉之散涩”的意思。从此可见本节的“阴阳”二字，当是指尺寸而说，与本论第三节“脉阴阳俱紧”的“阴阳”是指浮沉，不专指尺寸，两个意义就有所不同了。

（七）论第16节坏病的处理

【原文】太阳病三日，已发汗，若吐，若下，若温针，仍不解者，此为坏病，桂枝不中与之也。观其脉证，知犯何逆，随证治之。（16）

【按】历代医家对本节的“不中”二字解释不一。例如：①方有执：“不中，犹言不当也。”（《伤寒论条辨》本节注）②浅田栗园：“不中，犹云不得。”（《伤寒论识》本节注）

我考《辞源》：“中，竹凤切，去、送韵……十三：矢著目标曰中。《孟子·万章下》：其中非尔力也。引申之，凡如愿以偿皆曰中……十六：合格。科举时代考试及第，谓之中式。不合用，亦曰不中用。《史记·秦始皇纪》三五年：吾前收天下之书，不中用者尽去之。”又考《辞海》：“中，竹用切，送韵。一、矢至的也……二、合也。《左传》定公元年：未尝不中吾志也。按前代科举时代称中式，言合程式也。俗云不中意，不中选，均有合之意。”综上所述，可见本节的“不中”二字，似当作“不中的”解，也就是说用桂枝汤给患者吃已不中肯的意思。又可以作“不合”解，说用桂枝汤给患者吃已不合格、不合用、不合适的意思。因此，我认为方氏与浅田氏的解释只供参考罢了。

又本节的“不中”，与下文第17节“若酒客病，不可与桂枝汤”的“不可”，语气大有轻重之别。“不可”是绝对语，有禁止的意思。本节虽然说桂枝汤不中与，但是还可以用桂枝汤加减治疗。例如太阳病，发汗，遂漏不止，用桂枝加附子汤（本论第20节）；太阳病，下后，脉促，胸满，用桂枝去芍药汤（本论第21节）；伤寒脉浮，以火劫亡阳，惊狂，起卧不安，用桂枝去芍药加蜀漆牡蛎龙骨救逆汤（本论第112节）；烧针令其汗，针处被寒，核起而赤，必发奔豚，气从少腹上冲心，用桂枝加桂汤（本论第117节）。从上述可见，太阳病经汗、吐、下、温针后所造成的坏证，虽然用桂枝汤不合格，假如根据脉证，可以用桂枝汤加减治疗而救逆的，仍然还是用它。

又在本节末“观其脉证，知犯何逆，随证治之”一段话中，前两句，是教人对于具体的事物做具体的分析；末句是教人对不同质的矛盾，只有用不同的方法才能解决的意思。

（八）论酒客中风不可与桂枝汤

【原文】若酒客病，不可与桂枝汤，得之则呕，以酒客不喜甘故也。（17）

【按】仲师在前面第16节说“桂枝本为解肌”，主要针对第12节“太阳中风”以言其常，是教医生治病的原则性；对本节酒客中风说“不可与桂枝汤”，是言其变，也就是教医生治病的灵活性。所以医生治病，不能只掌握原则性，还要掌握灵活性。

（九）论喘家兼中风的治法

【原文】喘家，作桂枝汤加厚朴、杏子佳。（18）

【按】本节用桂枝汤治中风，即着重于捉住主要矛盾；另加厚朴、杏仁兼治宿喘，因宿喘是次要矛盾，所以放它在次要地位。从此可见，《金匮要略·脏腑经络先后病脉证》所说："夫病痼疾，加以卒病，当先治其卒病，后乃治其痼疾也。""先后"二字，应当活看。不一定先将卒病治好以后，才治痼疾，即一个处方中，药分主次，将卒病放在前面的主要地位，用主药来治卒病，也可以叫先治；将痼疾放在后面的次要地位，用次药来兼顾治疗它，也可以叫后治。本节用桂枝汤加厚朴、杏子的治疗法则，即类似这样的。

（十）论误与桂枝汤的后患

【原文】凡服桂枝汤吐者，其后必吐脓血也。（19）

【按】历代注家，对本节原文有两种意见。同意是仲师的原文，并顺文解释较精的，要推柯韵伯为代表；不同意是仲师原文的，要以浅田栗园为代表。①柯韵伯："桂枝汤不特酒客当禁，凡热淫于内者，用甘温辛热以助其阳，不能解肌，反能涌越，热势所过，致伤阳络，则吐脓血可必也。所谓桂枝下咽，阳盛则毙者以此。"（《伤寒论注》本节注）②浅田栗园："以上六条，皆为桂枝汤例。盖后二条，似后人之所追论……"（《伤寒论识》本节注）

我读本论，深感仲师的文法井然有序，往往寓有正反两面的意思在里面。例如从第十一节论辨别疾病寒热的真假以后，以下第 12 ~ 14 节中都是用"主之"二字，说明是桂枝汤的正治法，是仲师教人必须知道正的一面；从此以下，对桂枝汤说"不得与"的有一，"不中与"的有一，"不可与"的有二，又是仲师教人必须知道有相反的一面。前几节虽然已经论述了桂枝汤的禁忌证，但是仲师犹恐意尚未尽，因而在本节又冠以"凡"字。"凡"是概括的词语，意思是说凡是服桂枝汤而呕吐的，都必须注意。这种病一定不受辛甘、温的药品，因甘能壅满，辛与温都足以伤津，严重的则进一步可以造成吐脓血。况且《金匮要略·肺痿肺痈咳嗽上气病脉证治》有“热之所过，血为之凝滞，蓄结痈脓”等句可为明证。因此，我认为本节不但为酒客病申明得汤则呕，就是一切内有蓄热、湿热和疮疡等病也完全包括在内。所以我同意柯氏前面的解释，而浅田氏所说恐未必然吧！

（十一）论桂枝加附子汤证

【原文】太阳病，发汗，遂漏不止，其人恶风，小便难，四肢微急，难以屈伸者，桂枝加附子汤主之。（20）

【按】历代医家对本节解释有两种不同的意见。例如：①陈修园：“太阳病，固当汗之，若不取微似有汗，为发汗太过，遂漏不止，前云（如水流漓，病必不除），故其人恶风，油然不去，汗涣于表，津竭于里，故小便难；四肢为诸阳之本，不得阳气以养之，故微急，且至难以屈伸者，此因大汗以亡阳，因亡阳以脱液，必以桂枝加附子汤主之。”（《伤寒论浅注》本节注）②唐宗海：“浅注解小便难，为津液竭，不知下文所谓‘证象阳旦，按法治之而增剧’者，乃为津液竭。此节正是阳旦证，此桂枝加附子汤，即是阳旦汤，正是招补亡阳，非救其阴也。四肢微急，难以屈伸，亦是诸寒收引，故当用桂枝、附子，与下文两胫拘急不同。下文两胫拘急，是阴液不养其筋，故用白芍甘草汤。观下文证象阳旦者，为津液竭，即知此节是阳气亡，非阴液竭也……”（《伤寒论浅注补正》本节注）

以我的管见，上述两种解释说理都通。不过我认为陈氏的解释较唐氏为优。因为阴阳互根，双方是互相依存，关系最为密切。《素问·阴阳应象大论》说“阴在内，阳之守也；阳在外，阴之使也”可为明证。本节的太阳病，因发汗过多，必然会导致卫阳虚而恶风；卫阳虚，皮毛不固，汗多，也必然会导致体内的阴液不足，而现小便难、四肢微急。仲师治以桂枝附子汤，以扶阳固表为主，因固阳便可以止汗，止汗便可以救阴液，这便是治病必求于本的道理。何况本方辛甘温的药中，配有酸甘化阴的芍药、甘草，也可以兼益阴液嘛。所以我同意前面第一种解释。

（十二）论桂枝汤后病邪未解的治法

【原文】服桂枝汤，大汗出，脉洪大者，与桂枝汤，如前法；若形如疟，一日再发者，汗出必解，宜桂枝二麻黄一汤。（25）

【按】仲师治病，有舍证从脉与舍脉从证两种方法。例如本论第 92 节“病发热，头痛，脉反沉，若不差，身体疼痛，当救其里，四逆汤”，便是舍证从脉；本节“服桂枝汤，大汗出，脉洪大，与桂枝汤，如前法……”便是舍脉从证。至于症状如疟，一日再发的，用桂枝二麻黄一汤，是因为根据病情汗后不当更汗，外邪没有解除又不可不汗，所以才采用桂枝二麻黄一汤的折中办法。总的说来，都是用不同的办法去解决不同的矛盾。

（十三）辨第 21 节与第 28 节的用药

【原文】太阳病，下之后，脉促，胸满者，桂枝去芍药汤主之。（21）

服桂枝汤或下之，仍头项强痛，翕翕发热，无汗，心下满，微痛，小便不利者，桂枝去桂加茯苓白术汤主之。（28）

【按】本论第 21 节与第 28 节同是服了下药后的病变，前节的证有胸满，后节的证是心下满；前节留桂枝去芍药，后节留芍药去桂枝。其理由何在？因前节是太阳病经误下后，表邪乘虚内陷而成胸满，桂枝辛甘，宣通阳气，所以必留；芍药酸寒，敛气收阴，所以必去。后节是太阳病经汗下后，外仍有发热无汗的表证，内又有心下满、微痛、小便不利的水饮，桂枝是无汗的禁品，所以必去；芍药能利小便，且能缓中止痛，所以必留。再读本论第 40 节小青龙汤治伤寒表不解，心下有水气，尚且不去芍药，那么本方不去芍药，对于心下满又有何妨？

（十四）论太阳与阳明合病的治法

【原文】太阳与阳明合病者，必自下利，葛根汤主之。（32）

太阳与阳明合病，不下利，但呕者，葛根加半夏汤主之。（33）

【按】前节太阳与阳明合病，本由太阳的表邪郁闭，影响到肠而成下利。因此，太阳的表邪是主要矛盾，阳明的下利是次要矛盾。用葛根汤治疗本证，虽然是以解太阳的表邪为主，解决主要矛盾，然葛根的作用，不但能解肌发汗，且能升阳明清气，一物而两擅其长。可见本方治太阳阳明合病，自下利，着重解决主要矛盾，其实也兼顾了次要矛盾。

【又按】《素问·标本病传论》说“先寒而后生病者治其本……先病而后泄者治其本”。又《素问·至真要大论》说“从外之内者治其外”。从上述两段经文来看，太阳与阳明合病，前节虽伴有下利，后节虽伴有呕逆，但都用葛根汤发表散邪为主，或用药以兼顾其里，说明还是本着《内经》所谓“治病必求于本”的意思。

（十五）对“小青龙汤主之”的浅见

【原文】伤寒，心下有水气，咳而微喘，发热不渴，服汤已，渴者，此寒去欲解也。小青龙汤主之。（41）

【按】历代医家对本节“小青龙汤主之”一句，有两种不同类型的解释。例如：①《医宗金鉴》：“‘小青龙汤主之’六字，当在‘发热不渴’之下，始与‘服汤已，渴者’之文义相属。岂有寒去欲解，而更服小青龙汤之理乎？”②周禹载：“服小青龙汤反渴者，寒饮与热邪未散，津液未复也，更宜小青龙汤治之。”（《伤寒论三注》本节注）

以我的管见，对本节原文解释，应当结合《金匮要略》原文来分析，以证实谁是谁非。《金匮要略·呕吐哕下利病脉证治》说：“先呕却渴者，此为欲解……呕家本渴，今反不渴者，以心下有支饮故也，此属支饮。”从上述一段经文分析，可见本节“咳而微喘，发热不渴”是由于心下有水气，与《金匮要略》“今反不渴者，心下有支饮”的意思同。本节“服汤已，渴者”与《金匮要略》“先呕却渴者，此为欲解”同意。虽然小青龙汤的重证，也有由于水气不化而渴的，然而是渴不喜饮可从问诊得知。况且这种渴不是小青龙汤的主证，所以仲师将渴证列在前面第四十节的或然证里。从此可见，如果以经解经，前面第一种意见比较正确。

（十六）论衄之发汗与不可发汗

【原文】伤寒脉浮紧，不发汗，因致衄者，麻黄汤主之。（55）

衄家，不可发汗，汗出必额上陷，脉急紧，直视不能眴，不得眠。（86）

【按】本论第55节与第86节同有衄血的证，前节主以麻黄汤，后节又说不可发汗，其意义有什么不同？因为前节说“伤寒脉浮紧”是指新病的患者，衄血的原因是由于不发汗所致，所以必须用麻黄汤发汗，汗出邪散，衄血自止，这便是《灵枢·营卫生会》所说“夺汗者无血”的意思。后节说“衄家不可发汗”，衄家是指平素经常衄血的患者，这种平素经常衄血的人，阴血亏虚，如果再被汗劫，势必造成如本节原文所说的不良后果。这便是《灵枢·营卫生会》所说“夫血之与气，异名同类……故夺血者无汗”的意思。

（十七）论汗后伤血身痛的治法

【原文】发汗后，身疼痛，脉沉迟者，桂枝加芍药生姜各一两人参三两新加汤主之。(62)

【按】《灵枢·本脏》说：“经脉者，所以行血气而营阴阳，濡筋骨，利关节者也。”又《灵枢·营卫生会》说：“夺汗者无血。”本节发汗后，身疼痛，脉沉迟，说明是由于发汗后伤了荣血，经脉空虚，血气不行，不能濡养筋骨，通利关节所致。因为心主血，汗又为心之液，汗和血同源异流，汗后伤了荣血，经脉失去濡养，所以现一身疼痛。仲师用新加汤调和荣卫，兼养血生津，即《素问·调经论》“病在脉，调之血”的意思。也是因为不同质的矛盾，只有用不同的方法才能解决。

（十八）论汗后脾气伤之腹满

【原文】发汗后，腹胀满者，厚朴生姜半夏甘草人参汤主之。(66)

【按】本节因汗后脾气受伤而成腹满，即《素问·阴阳应象大论》“浊气在上，则生䐜胀”的意思。用厚朴生姜半夏甘草人参汤以扶中消满，真是标本兼治的方剂。

【又按】《金匮要略方论·腹满寒疝宿食病脉证治》说：“病者腹满，按之不痛为虚，痛者为实，可下之。”又说：“腹满时减，复如故，此为寒，当与温药。”又说：“腹满不减，减不足言，当须下之，宜大承气汤。”基于上述，可想而知，本节由于汗后伤了脾气，脾不健运，气滞而成的腹满，按之必不痛，胀满也有时减轻，与按之痛和胀满不减的实证大有区别。所以应当用厚朴生姜半夏甘草人参汤的温运法，不应当用承气汤的攻下法。

（十九）论苓桂术甘汤证

【原文】伤寒若吐若下后，心下逆满，气上冲胸，起则头眩，脉沉紧，发汗

则动经，身为振振摇者，茯苓桂枝白术甘草汤主之。(67)

【按】历代注家对本节有两种不同类型的解释。例如：①张拱端："吐下是胃家直受，过与不当皆能伤胃……脾胃本气，相需为用。胃阳以吐下受伤，不能化脾之湿，是以湿成水饮。心下逆满，饮涌于膈也；气上冲胸，起则头眩，水气上泛也。'脉沉紧'三字，是承上启下，为过渡之文。可见沉脉主里，紧为有饮裹刺，与浮紧寒在外裹刺大有区别，不当发汗。若误发汗，则又伤卫阳，内动膀胱寒水而动经，身为振振摇之证作矣……师取茯苓之渗，白术之燥，甘草之补，奠中土而却饮邪，桂枝引心火下交以化寒水，则吐、下、汗之坏证一并而愈。"(《伤寒会参》本节注)②丹波元坚："愚谓此条止脉沉紧，即此汤所主。是若吐若下，胃虚饮动致之。倘更发汗，伤其表阳，则变为动经，而身振振摇，是与'身瞤动振振欲擗地'相同，即真武所主也。盖此当为两截看，稍与倒装法类似。"(《伤寒论述义》卷四"饮邪搏聚")

以我的管见，从仲师的文法来分析，本节的原文从"伤寒若吐若下后"起，一直到"者"字止，文气联贯，非常紧密，只不过首句是述本节的病因；"心下逆满"到"脉沉紧"止，是述本节的主证；"发汗则动经，身为振振摇者"，是述本节的附加证罢了。总之，是以茯苓桂枝白术甘草汤主之。它的文法与本论第41节、第46节的真正倒装笔，大有区别。因此，我同意前面第一种解释。

（二十）以恶寒与恶热而辨虚实

【原文】发汗后恶寒者，虚故也。不恶寒，但热者，实也，当和胃气，与调胃承气汤。(70)

【按】本节"发汗后恶寒者，虚故也"一段，似承本论第68节芍药甘草附子汤证而说的；"不恶寒，但热者，实也……"一段，似与本论第185节"本太阳初得病时，发其汗，汗先出不彻，因转属阳明也"，以及第248节"太阳病三日，发汗不解，蒸蒸发热者，属胃也，调胃承气汤主之"相照应。进一步分析，本节尚与本论第7节互相照应。因第7节有"病有发热恶寒者，发于阳也；无热恶寒者，发于阴也"，这是在太阳开始患病，未经发汗以前，教人以有热无热分辨阴阳的法则；本节是在太阳病发汗以后，教人以恶寒与恶热分辨虚实的法则。因此，我体会本论第7节是辨别疾病阴阳的大纲，第11节是辨别疾病寒热真假的大纲，本节又是辨别疾病虚实的大纲。这三节，可能即后世医生八纲辨证的开路先锋。

（二十一）论栀子厚朴汤证

【原文】伤寒下后，心烦腹满，卧起不安者，栀子厚朴汤主之。（79）

【按】历代注家对本节原文有三种不同的解释。例如：①陈修园："伤寒下后，多属虚寒，然亦有邪热留于心腹胃而为实热证者。热乘于心，则心恶热而烦；热陷于腹，则腹不通而满；热留于胃，则胃不和而卧起不安者，以栀子厚朴汤主之。（《伤寒论浅注》本节注）②柯韵伯："心烦则难卧，腹满则难起，起卧不安，是心移热于胃，与反复颠倒之虚烦不同。"（《伤寒论注》本节注）③曹颖甫："借如伤寒下后，心烦腹满，卧起不安，则为湿热余邪留于肠胃，郁热上薄心脏，则心烦；湿与热壅阻于腹部，欲下行而不得，故卧起不安。"（《伤寒金匮发微合刊》本节注）

上述三种解释，理论都通。不过我对第一种解释，认为分析病机欠明，似嫌笼统。第二种解释似倒因为果。第三种解释，对病机分析非常明白，并已分清主要矛盾在肠胃，次要矛盾在心脏。如果再从本方药物的配伍来分析，用厚朴四两，枳实四枚，二味量重以消胀；用栀子十四枚，一味量少以止心烦。我认为第三种曹氏所解释的比较正确。

【又按】本节用栀子厚朴汤以治心烦腹满，即《素问·阴阳应象大论》所说"中满者，写之于内"的意思。注："写"与"泻"同。

（二十二）论汗家重发汗所引起的后患

【原文】汗家，重发汗，必恍惚心乱，小便已阴疼，与禹余粮丸。（88）

【按】历代注家，对本节解释甚精的，首推汪琥。汪氏说："心主血，汗者心之液，平素多汗之家，心虚血少可知。重发其汗，必恍惚心乱，乃心液亡而神气浮越也。小便已，阴疼者，小肠为心之府，心脏虚而府中津液亦告竭也。"（《伤寒论辨证广注》本节注）

我再补充的是，小肠是心的府，为什么心脏虚而府中的津液告竭会引起小便已阴疼呢？因为小肠与膀胱同处下焦，小肠又"主液所生病"（《灵枢·经脉》），又《素问·气厥论》说："膀胱移热于小肠，膈肠不便，上为口糜。"膀胱既能移热到小肠引起病变，而小肠的液少，自然也会移热到膀胱，引起小便已阴痛。

（二十三）论汗下缓急的治疗

【原文】本发汗，而复下之，此为逆也。若先发汗，治不为逆；本先下之，而反汗之，为逆。若先下之，治不为逆。（90）

【按】本节当分作两截读。前半截，即《灵枢·五色》“其病生于阳者，先治其外，后治其内，反者益甚”的译文；后半截，即《灵枢·五色》“病生于内者，先治其阴，后治其阳，反者益甚”的译文。本节提出两个“先”字，正是教人先解决主要矛盾的意思；提出一个“复”字与“反”字，正是责人不应当先解决次要矛盾的意思。如果先解决次要矛盾，是治不得法，所以叫“逆”。

（二十四）论第92节用四逆汤救里的意义

【原文】病发热，头痛，脉反沉，若不差，身体疼痛，当救其里，四逆汤。（92）

【按】本节的脉证，用四逆汤以救里，即《素问·至真要大论》所说“从内之外者，调其内”以及“从内之外而盛于外者，先调其内而后治其外”的意思。至于本节所以必用四逆汤救里的原因，比如战争的目的不是别的，就是保存自己，消灭敌人。医生治病，与战争有什么区别？也是为了保存患者，消灭疾病。治病的方法，不外祛邪与扶正。祛邪同乎战争中的进攻手段，扶正又同乎战争中的防御手段。祛邪虽然是为了直接消灭疾病，但也是为了保存患者；扶正虽然是直接为了保存患者，但同时也是辅助祛邪或准备转入祛邪的一种手段。本节病发热，头痛，如果脉现浮而有力，便知道是太阳邪正都盛之证，当直接发汗祛邪，就可以达到消灭疾病的目的；今反见脉沉，便露出少阴里虚的现象。因为太阳底面，就是少阴，正气不足，只是祛邪，有什么益处？所以仲师暂舍祛邪的方法，而用四逆汤扶正救里，直接保存患者，其实也就是充分准备转入祛邪的阶段，以达到消灭疾病的目的。

（二十五）论第94节脉象之理

【原文】太阳脉为解，脉阴阳俱停（原注一作“微”）。必先振慄汗出而解。

但阳脉微者，先汗出而解（原注一作“尺脉实者，下之而解”）。若欲下之，宜调胃承气汤。（94）

【按】本节当分作三截读，从“太阳病未解”起，到“必先振慄汗出而解”止，为一截；从“但阳脉微者”起，到“下之而解”止，为一截；“若欲下之”以下，又为一截。第一截说患者体虚，一定要先发生战汗，而邪气才能解散，即许叔微所谓：“有时两手忽无脉，恰似重阴欲雨时。”（《伤寒百证歌》）又陶节庵所谓：“伤寒病，六七日以来，别无刑克证候，或昏沉冒昧不知人事，六脉俱静，或至无脉，此欲正汗也。”（《伤寒六书》）第二截，即《辨脉法》“阳脉不足，阴往乘之；阴脉不足，阳往乘之”的互文，也就是《难经·五十八难》“然阳虚阴盛，汗出而愈，下之即死；阳盛阴虚，汗出而死，下之而愈”的意思。仲师对本节除立调胃承气汤以外，其他虽没有立方，我们在临证的时候，可以根据具体病情，辨证施治。至于本节“脉阴阳俱停”的阴阳，是指尺寸而说的。

（二十六）论误下后的柴胡疑似证

【原文】得病六七日，脉迟浮弱，恶风寒，手足温，医二三下之，不能食，而胁下满痛，面目及身黄，颈项强，小便难者，与柴胡汤，后必下重；本渴饮水而呕者，柴胡汤不中与也，食谷者哕。（98）

【按】本节的手足温，即本论第278节“手足自温者，系在太阴”的意思。医二三下之，而胁下满痛，即本论第273节“若下之，必胸下结硬”的开始。不能食，即本论第273节的“食不下”。面目及身黄，小便难，即本论第278节“太阴当发身黄，若小便自利者，不能发黄”的互词。上述各证，都是邪陷太阴的象征，只有恶风寒与颈项强，脉浮弱，是属于太阳经的风寒没有解除所致。脉不弦而反迟，不是少阳经的脉象；没有口苦、咽干、目眩，也不是少阳经的证。本论第333节说：“伤寒脉迟，六七日，而反与黄芩汤彻其热，脉迟为寒，今与黄芩汤，复除其热，腹中应冷，当不能食，今反能食，此名除中，必死。”黄芩汤是从小柴胡汤变化而成的方，厥阴病每多寒热错杂，误用黄芩汤后，尚且变为除中，何况本节是脾胃气虚而兼有表证的，误服了小柴胡汤中的黄芩，怎么不引起下重？所幸的是，本方中有人参、大枣、甘草等类顾及脾胃，所以没有变为除中。至于本渴饮水而呕者，即《金匮要略·呕吐哕下利病脉证治》所说“先渴却呕者，为水停心下，此属饮家”是小半夏加茯苓汤的证。食谷者哕，即《素问・宝命全形论》所说：“病深者，其声哕……是谓坏府。”所谓坏府，就是脾胃将败的意思。

（二十七）论肝乘脾与肺

【原文】伤寒腹满谵语，寸口脉浮而紧，此肝乘脾也，名曰纵，刺期门。（108）

伤寒发热，啬啬恶寒，大渴欲饮水，其腹必满，自汗出，小便利，其病欲解，此肝乘肺也，名曰横，刺期门。（109）

【按】历代注家对前节原文解释最精的，首推徐灵胎。徐氏说：“腹满谵语，似太阴阳明内证，然未经妄汗妄下而非；脉浮而紧，似太阳阳明表脉，然验证并非可汗而又非也。此固当以脉辨之，脉法浮而紧名曰弦，是弦为肝脉也。诸腹胀大，皆属于热，肝气热，则多言，可知腹满由于肝火，谵语乃肝旺所发耳。肝旺则乘其所胜，直犯脾土，故名纵。刺期门以泻之，则腹满可除，而谵语自止矣。”（《伤寒论约编》本节注）对后节原文解释切合情理的，以《伤寒论释义》为最。《伤寒论释义》说：“发热恶寒似太阳证，大渴、腹满似阳明证，但发热恶寒不见头项强痛，大渴、腹满而无潮热便秘，自与太阳、阳明有异，而是由于肝邪乘肺的关系。肺主皮毛，肺受肝邪则毛窍闭塞，所以发热、啬啬恶寒；木火刑金，津液劫烁，故渴欲饮水；肺失通调水道之功能，所以小便不利而腹满。自汗出，小便利，其病欲解，是倒装句法，应放在刺期门的后面。本病肝邪乘肺，侮其所不胜，故名曰横，仍刺期门以泻肝邪。刺期门后，肝邪得泄，肺不受侮，毛窍通畅，则汗自出，水道通调则小便利，故其病为欲解。”（《伤寒论释义》本节注，成都中医学院主编）

我再补充的是原文后节说“伤寒发热，啬啬恶寒”，即《素问・热论》“肺热病者，先淅然厥，起毫毛，恶风寒，舌上黄，身热”的意思。“大渴欲饮水，其腹必满”，即《素问・热论》“太阴脉布胃中，络于嗌，故腹满而嗌干”的意思。

又原文前节所说的“纵”，即《伤寒论・平脉法》“水行乘火，金行乘木，名曰纵”的互文；后节所说的“横”，即《伤寒论・平脉法》“火行乘水，木行乘金，名曰横”的互文。

（二十八）论蓄血与停水

【原文】太阳病，六七日，表证仍在，脉微而沉，反不结胸，其人发狂者，以热在下焦，少腹当硬满，小便自利者，下血乃愈。所以然者，以太阳随经，瘀热在里故也，抵当汤主之。（124）

太阳病，身黄，脉沉结，少腹硬，小便不利者，为无血也。小便自利，其人如狂者，血证谛也，抵当汤主之。（125）

伤寒有热，少腹满，应小便不利，今反利者，为有血也，当下之，不可余药，宜抵当丸。（126）

太阳病，小便利者，以饮水多，必心下悸；小便少者，必苦里急也。（127）

【按】以上原文四节，后一节饮水多而小便利，与前三节血证实的小便利，这是两种共性所同的地方。但是饮水多而小便利的，一定具备有心下悸；血证实而小便利的，一定具备有少腹满，或少腹硬，或少腹硬满，患者如狂，或发狂等证，这又是两种个性所不同的地方。由此可见，中医对于各种疾病，仔细辨别它的异同点，从而用不同的方法治疗不同的疾病，这是符合辩证法的，也是中医学当中的重要结晶。

【又按】前三节原文说小便利是有血，小便不利是无血，是说的正面，也就是主；后节原文又接以饮水多、小便利的，是水停在胸膈间，小便少的，是水停在膀胱，是说的反面，也就是客。总之，这四节主要申明小便利与不利，不但可以辨蓄血的有无，还可以辨水停在上或在下。这是仲师教人对于蓄血与停水两证，必须相互详细比较，鉴别异同，才不致误诊的意思。本论类似这样借宾陪主的文法还有很多，希望读者不可草草读过。

（二十九）论结胸证，脉浮大的忌下

【原文】结胸证，其脉浮大者，不可下，下之则死。（132）

【按】历代注家对本节“脉浮大”三字，有三种不同类型的解释。例如：①《医宗金鉴》：“结胸证，若脉大，是为胃实，知结热已实乃可下，下之则愈。今其脉浮大，是尚在表，知结热未实，故不可下。若误下之，未尽之表邪复乘虚入里，误而又误，结而又结，病热弥深，正气愈虚，则死矣。”②陈修园：“结胸证，寸脉当浮，关脉当沉，今诊其脉竟浮而大者，浮为在外，大为正虚，邪结于中，而正气反虚浮于外，定不可下。若误下之，里气一泄，正气无所依归，外离而内脱，则涣散而死。”（《伤寒论浅注》本节注）③承淡安：“浮大有力者为表邪盛，浮大无力者为正气虚，二者皆不可下也。”（《伤寒论新注》本节注）

以我的管见，上述三种解释，理论都通，而尤以承氏所注更为客观。因浮大的脉，有属于病在表的，也有属于正气虚的。属于病在表的，即承氏前注所说“浮大有力者为表邪盛”；属于正气虚的，即承氏前注所说“浮大无力者为正气虚”。浮大有力的不可下，即《伤寒论·辨不可下病脉证并治》所说：“脉浮大，应发汗，医反下之，此为大逆。”脉浮大无力的更不可下，因《素问·平人气象论》说：“病在中，脉虚……皆难治。”其所以难治的原因，见到邪实正虚，扶正祛邪，犹恐不能及时，还堪胜任峻药以攻下么？所以这两种脉象都不可下，下之预后不良。因此，我同意前面第三者的注释。

（三十）论太阳病，脉浮而动数

【原文】太阳病，脉浮而动数，浮则为风，数则为热，动则为痛，数则为虚，头痛发热，微盗汗出，而反恶寒者，表未解也。医反下之，动数变迟，膈内拒痛（原注一云“头痛即眩”），胃中空虚，客气动膈，短气躁烦，心中懊侬，阳气内陷，心下因硬，则为结胸，大陷胸汤主之……（134）

【按】历代注家，对本节脉象有两种解释。例如：①《医宗金鉴》：“太阳病，脉浮而动数，浮则为风邪脉也，数则为热邪脉也，动则为诸痛脉也……”②浅田栗园：“脉浮而动数之动，非脉名，与脉急数之急同义，谓数之势耳，宜泛讲。”（《伤寒论识》本节注。）

上述两种解释，我认为《医宗金鉴》所说的可学可从。因《素问·平人气象论》说：“妇人手少阴脉动甚者，妊子也。”王冰注释说：“动谓动脉也。动脉者，大如豆，厥厥动摇也。”（《补注黄帝内经素问·平人气象论》王注）又《伤寒论·辨脉法》说：“阴阳相搏谓之动……若数脉见于关上，上下无头尾，如豆大，厥厥动摇者，名曰动也。”又《伤寒论·平脉法》说：“风则为虚……动则为痛，数则热烦。”基于上述，在结合本节第三、四、五、六句中的“则为”二字分析，“动”是一个脉名，已无疑了。从此可见，王叔和《脉经》列动脉在24种脉象里面，不为无见。所以我同意《医宗金鉴》前注所说，而浅田氏所说只供我们参考。

（三十一）对第141节的浅见

【原文】病在阳，应以汗解之，反以冷水潠之，若灌之，其热被劫不得去，弥更益烦，肉上粟起，意欲饮水，反不渴者，服文蛤散；若不差者，与五苓散。寒实结胸，无热证者，与三物小陷胸汤，白散亦可服。（原注一云“与三物小白散”）（141）

【按】历代注家对本节的“潠”与“灌”，有两种不同的解释。例如：①汪琥：“病在阳者，为邪热在表也，法当以汗解之，反以冷水潠之。潠，以口含水喷也。若灌之，灌者，浇也，灌则更甚于潠矣。表热被水止劫，则不得去，阳邪无出路，其烦热必更甚于未用水之前矣……”（《伤寒论辨证广注》本节注）②唐宗海：“潠之是外灌冷水，灌之是内饮冷水。其热被外之冷却，则不得出；被内之冷却，又不得入；遂止于肌肉之间，进退两难，故弥更益烦……”（《伤寒论浅注补正》本节注）

上述两种解释，我认为汪氏对本节的“潠”与“灌”解释甚精，惜对“若灌之”的“若”字忽略未解，我再补充如下：本节两“若”字的意义，各不相同，前一个“若”字，应当作“或”字解释，与本论第四节“若躁烦”的“若”字同一个意义（陆渊雷《伤寒论今释》第四节注释）。后一个“若”字，应当作“假若”二字解释，与本论第15节“若不上冲者”的“若”字同一个意义。唐氏对本节“若灌之”的“若”字和“灌”字，没有仔细考究，所以这样误解。真所谓“智者千虑，必有一失”。

（三十二）论热入血室

【原文】妇人中风，发热恶寒，经水适来，得之七八日，热除而脉迟身凉，胸胁下满，如结胸状，谵语者，此为热入血室也。当刺期门，随其实而取之。（143）

【按】《中医名词术语选释》说：“前人对‘血室’有三种解释：①指冲脉，认为冲脉是十二经之海，女子太冲脉盛，即有月经来潮。②指肝脏，认为肝主血海，主藏血，病变又涉胁下、少腹。③指子宫，认为发病与月经关系密切，又有下腹病变。从《伤寒论》原文联系实际理解，‘血室’似指子宫而言。”宪彰同意上述第三种解释。不过我再补充的是：本节即属热入血室，怎么又证见胸胁下满，如结胸状与谵语呢？因肝的经脉，“上贯膈，布胁肋”（《灵枢·经脉》），唐宗海说：“冲任厥阴，起于血室，血室即下焦膜中一大夹室也。”（《伤寒论浅注补正》本节注）正因为血室与厥阴肝经有密切联系，所以热入血室以后，势必扰动肝经，肝的经络被热邪壅阻，所以现胸胁下满如结胸状；肝热上冲，神明被扰，所以便发生谵语。刺期门的原因，期门为肝的募穴，又肝藏血，所以只要肝的血热清，各种症状自然消失。至于本节的“脉迟”，一定是脉迟有力，否则不可用刺法。

（三十三）对第 149 节的浅见

【原文】伤寒五六日，呕而发热者，柴胡汤证具，而以他药下之，柴胡证仍在者，复与柴胡汤。此虽已下之，不为逆，必蒸蒸而振，却发热汗出而解。若心下满而硬痛者，此为结胸也，大陷胸汤主之；但满而不痛者，此为痞，柴胡不中与之，宜半夏泻心汤。（149）

【按】本论第 379 节说：“呕而发热者，小柴胡汤主之。”“呕而发热者”后没有“柴胡汤证具”一句，是因为厥阴与少阳相表里，厥阴病，症见“呕而发热”，说明是脏邪还腑，由阴出阳，所以不一定有胸胁苦满，故不提出“柴胡汤证具”五字。本节“呕而发热”句下，提出“柴胡汤证具”，便推想而知有胸胁苦满等症。因下文“若心下满而硬痛者”一句，是承上文“柴胡汤证具”而来，以表示结胸证的心下满而硬痛，与柴胡证的胸胁苦满不同。下文“但满而不痛者”一句，又是承上文“若心下满而硬痛者”来，以表示痞证的心下满，与结胸证的心下满而硬痛又不同。“但满而不痛”句，“但”字下，没有“心下”二字，是为了省文的缘故。

（三十四）对第 155 节的浅见

【原文】心下痞，而复恶寒汗出者，附子泻心汤主之。（155）

【按】本论第 1 节说：“太阳之为病，脉浮，头项强痛而恶寒。”这“恶寒”二字，是说外感初起的症状，与本节汗已出，恶寒已罢，又现恶寒汗出的，便有虚实之不同。所以前面第1节只说“而恶寒”，本节便说“而复恶寒汗出者”，多一个“复”字，它的意义便大不同了。从此可见，读仲师本论，对每一字每一句都不可草率读过。

（三十五）论第91节与第164节的不同治法

【原文】伤寒，医下之，续得下利，清谷不止，身疼痛者，急当救里；后身疼痛，清便自调者，急当救表。救里宜四逆汤，救表宜桂枝汤。（91）

伤寒大下后，复发汗，心下痞，恶寒者，表未解也，不可攻痞，当先解表，表解乃可攻痞。解表宜桂枝汤，攻痞宜大黄黄连泻心汤。（164）

【按】上述二节，同属表里都有病，为什么前节先急当救里，后急当救表；后节又先当解表，后攻其痞呢？因为前节是由于伤寒误下后，脾胃受伤，既现下利清谷不止的里虚寒证，又有身疼痛的表证，表里的症状相比，里虚寒的证重于表证，急于表证，因此，下利清谷是主要矛盾，身疼痛是次要矛盾。所以先用四逆汤救里以解决主要矛盾，后用桂枝汤救表以解决次要矛盾。而后节是由于伤寒误下后，既现心下痞的里实证，又有汗后未解的恶寒表虚证。表里的症状相比，表虚证重于里实证，急于里实证，因此，恶寒是主要矛盾，心下痞是次要矛盾。所以先用桂枝汤解表以解决主要矛盾，后用大黄黄连泻心汤攻痞以解决次要矛盾。从此可见，中医治疗表里俱病的，对于先后、缓急的秩序，切不可紊乱。

（三十六）论白虎加人参汤证

【原文】伤寒若吐若下后，七八日不解，热结在里，表里俱热，时时恶风，大渴，舌上干燥而烦，欲饮水数升者，白虎加人参汤主之。（168）

伤寒无大热，口燥渴，心烦，背微恶寒者，白虎加人参汤主之。（169）

伤寒脉浮，发热无汗，其表不解，不可与白虎汤；渴欲饮水，无表证者，白虎加人参汤主之。（170）

【按】第168节说“时时恶风”，与第169节的“背微恶寒”为同一个意义。其实即《素问·脉解》“阳明所谓洒洒振寒者……阳盛而阴气加之，故洒洒振寒也”的译文。

【又按】白虎加人参汤的适应证是烦渴饮水，大汗出，脉洪大。今读以上三节，没有大汗出、脉洪大的见症，便主以白虎加人参汤，这是什么原因呢？因为本论第26节曾提出："服桂枝汤，大汗出后，大烦渴不解，脉洪大者，白虎加人参汤主之。"本论第219节又提出："三阳合病……若自汗出者，白虎汤主之。"基于此，可见上述三节原文没有提出大汗出与脉洪大，是为了省文。况且第170节提出白虎汤的禁忌证是脉浮，便可推想它的适应证是脉洪大；禁忌证是无汗，便可推想它的适应证是大汗；禁忌证是表不解，便可推想第168节的"时时恶风"与第169节的"背微恶寒"绝对不是表邪不解了。至于第170节提出白虎汤的禁忌证，虽然主要针对伤寒初起的表证而说的，但在温病初期邪在卫分，尚没有进入气分阶段时，仍然不可与白虎汤。所以吴鞠通《温病条辨·上焦篇》第9条中也提出白虎汤的禁忌证，读者可以互参。

（三十七）论风湿相搏证

【原文】伤寒八九日，风湿相搏，身体疼烦，不能自转侧，不呕不渴，脉浮虚而涩者，桂枝附子汤主之。若其人大便硬（原注一云"脐下心下硬"），小便自利者，去桂加白术汤主之。（174）

【按】《金匮要略·痉湿暍病脉证治》说："湿痹之候，小便不利，大便反快。"本节风湿相搏的证，又说"若其人大便硬，小便自利者"。两书所说的同为湿证，为什么大小便这样相反？因为《金匮》湿痹证，由于脾虚不能运化水湿，水湿随大肠传导而出，所以大便反快，大便快则小便少，甚至不利。《素问·阴阳应象大论》有"湿胜则濡泻"一句，可以为证。本节风湿相搏证，由于脾虚不能为胃行其津液，津液难以下达濡润大肠，所以大便硬、小便自利。《素问·太阴阳明论》有"今脾病不能为胃行其津液"一句，可以为证。从此可见，本节与《金匮》的湿痹证，并无矛盾。

（三十八）对第176节原文的浅见

【原文】伤寒，脉浮滑，此以表有热，里有寒，白虎汤主之。（176）

【按】历代注家对本节解释不一，我认为解释比较切合经旨的，当首推钱潢、陈修园、张锡纯之类。例如：①钱潢："以意推之，恐是先受之寒邪，已经入里，郁而为热，本属寒因，故曰‘里有寒’；寒邪既入里，已入阳明，发而为蒸蒸之热，夫热自内达外，故曰‘表有热’。合而言之，实表里皆热。此外邪入里，为无形之热邪，故用寒凉清肃之白虎汤，以解阳明胃腑之邪也。”（《伤寒溯源集》本节注）②张锡纯：“按：此脉象浮而且滑，夫滑则为热入里矣，乃滑而兼浮，是其热未尽入里，半在阳明之腑，半在阳明之经也。在经为表，在腑为里，故曰‘表有热，里有寒’。《内经》谓：‘热病者皆伤寒之类也。’又谓：‘人之伤于寒也，则为病热。’此所谓里有寒者，盖谓伤寒之热邪已入里也。陈氏之解原如斯（宪彰按：指陈修园《伤寒论浅注》），愚则亦以为然。至他注疏家有谓此‘寒热’二字，宜上下互易，当作‘外有寒里有热’者，然其脉象既现浮滑，其外表断不至恶寒也。有谓此‘寒’字当系‘痰’之误，因痰寒二音相近，且脉滑亦为有痰之征也。然在寒温，其脉有滑象，原主阳明之热已实，且足征病者气血素充，治亦易愈。若因其脉滑，而以为有痰，则白虎汤岂为治痰之剂乎？”（《医学衷中参西录》第二卷第七期“深研白虎汤之功用”）

《灵枢·邪气脏腑病形》说：“滑者阳气盛，微有热。”《难经·十四难》说：“浮者，阳也；滑者，阳也。”又说：“滑者伤热。”《难经·五十八难》说：“热病之脉，阴阳俱浮，浮之而滑，沉之散涩。”从上述几段经文分析，本节脉浮滑，主以白虎汤，似与经旨相合。从此可见，钱潢与张锡纯是本《素问·热论》“今夫热病者，皆伤寒之类也”，以及“人之伤于寒也，则为病热”两段经文，以发挥本节的文义，我认为可学可从。不过后世医生临诊时，仍须结合症状，只有见大汗出、烦渴饮水等症而用白虎汤，才更为可靠。

（三十九）论阳明病的成因与提纲

【原文】问曰：病有太阳阳明，有正阳阳明，有少阳阳明，何谓也？答曰：太阳阳明者，脾约（原注一云“络”）是也。正阳阳明者，胃家实是也。少阳阳明者，发汗利小便已，胃中燥烦实，大便难是也。（179）

阳明之为病，胃家实（原注一作“寒”）是也。（180）

【按】历代注家中对第179节解释最详的，莫如曹颖甫氏。曹氏说：“太阳阳明所以为脾约者，太阳部分，外则为表，内则为肌，脾主肌肉，肌腠汗泄太过则脾气不濡而约，脾气不濡则润泽不及于下而肠胃燥，此其所以为太阳阳明也。胃中阳热，直透肌肉，潮热日发，则胃中益燥而胃家始实，此其所以为正阳阳明也。少阳之腑为胆，为三焦，三焦水道，外散为汗，下行为溺，发汗利小便，伤其胃与大肠之液，胃中消食之胆汁以涸，而益增躁烦，于是燥屎结而大便难矣，此其所以为少阳阳明也。"（《伤寒金匮发微合刊》本节注）

历代注家中对180节解释比较切合经文意旨的，当首推尤在泾、沈尧封二氏。尤在泾说："胃家实者，邪热入胃，与糟粕相结而成实，非胃气自盛也。凡伤寒腹满，便闭，潮热，转矢气，手足濈濈汗出等症皆是阳明胃实之证也。"（《伤寒贯珠集》本节注）沈尧封说："此是阳明证之提纲，后称'阳明病'三字，俱有胃家实在内。"（陈修园《伤寒论浅注》本节注）

我再补充两点如下：①"大肠……是主津液所生病者。""胃……是主血所生病者。"（均见《灵枢·经脉》）所以无论太阳病发汗过多，或阳明经证久治未愈，以及少阳病发汗、利小便损伤了津液，都容易传入阳明的腑，成为太阳阳明、正阳阳明、少阳阳明。②本论六经提纲，仲师概用"之为病"三字作标志。因此，我同意沈氏上述的意见，认为本节是阳明证的提纲。至于"胃家实"的"家"字，与本论第18节的"喘家"、第86节的"衄家""亡血家""呕家"中的"家"字都同义。"胃家实"的"家"字是指胃肠的消化系统，与本论第278节"以脾家实，腐秽当去故也"的"脾家"二字意义近似，读者须知。

（四十）第185节中"彻"字的浅见

【原文】本太阳，初得病时，发其汗，汗先出不彻，因转属阳明也。伤寒发热，无汗，呕不能食，而反汗出濈濈然者，是转属阳明也。（185）

【按】历代注家对本节"汗先出不彻"中的"彻"字解释不一。例如：①方有执："彻，除也。言汗发不对，病不除也。"（《伤寒论条辨》本节注）②柯韵伯："彻，止也。即汗出多之互词。"（《伤寒论注》本节注）③程郊倩："彻，尽也，透也。"（《伤寒论后条辨》本节注）

以我的管见，考本论第48节说："若发汗不彻，不足言，阳气怫郁不得越，当汗不汗，其人躁烦……以汗出不彻故也，更发汗则愈。何以知汗出不彻，以脉涩故知也。"从文中的"阳气怫郁不得越"以及"更发汗则愈"等句分析，则"汗出不彻"，一定是发汗而汗出不透的意思。从此可见，本节"汗先出不彻"的

“彻”字，与本论第48节的“彻”字同一个意义，仍当作“透”字解。所以我同意程氏的解释。

三、叶氏医案存真疏注（节选）

（一）外感门

1. 苦温苦寒复辛苦甘寒治漏风法

【原文】身热解堕，恶风，汗出如雨，喘渴不任劳事，《内经》谓“漏风”证。此皆饮酒汗出当风，邪留腠理也。

白术、泽泻、鹿衔草、新会皮。

【疏注】《素问·风论》说：“饮酒中风，则为漏风。”“漏风之状，或多汗，常不可单衣，食则汗出，喘息，恶风，衣常濡，口干善渴，不能劳事。”《素问·病能论》说：“有病身热解堕，汗出如浴，恶风，少气……病名曰酒风。”“解”与“懈”同。解堕者，懈怠无力也。今案中所言身热解堕、恶风、汗出如雨、喘渴不任劳事等症，与《内经》所说的“漏风”“酒风”均相符。叶氏又提出“《内经》谓漏风证，此皆饮酒汗出当风，邪留腠理”之语，然则“漏风”与“酒风”名虽不同，其实一也。故王冰在《素问·风论》注解中说：“热郁腠疏，中风汗出，多如液漏，故曰漏风，均具名曰酒风。”酒性慓悍，其气先行于皮肤，先充于络脉，致腠理时疏，故常多汗，易遭风邪外中。如中风邪，则毛窍愈开，而风仍不去，此邪之所以留于腠理也。且饮酒之后，胃中湿热蓄积，故身热；湿热伤筋，筋缓而不收持，故解堕；湿热与风邪相搏，故汗出如雨；汗泄则津液伤，是以喘渴；液伤则气亦伤，是以不能劳事。然则饮酒之人，不可不慎！

【方解】此乃足太阳、太阴经之药。王冰在《素问·病能论》注解中说：“术味苦温平，主治大风，止汗；鹿衔味苦寒平，主治风湿筋痿；泽泻味甘寒平，主治风湿益气。”

【按语】本方即《素问·病能论》治酒风之方加味。“有病身热解堕，汗出如浴，恶风，少气……病名曰酒风……以泽泻、白术各3g，鹿衔草1.5g，合以三指撮为后饭。”王氏释义已详。叶氏再加新会皮之辛苦，调中利气，以助上方除湿之力，则方更灵活。用治身热、解堕、恶风、汗出如雨、喘渴不任劳事之“漏风”证，想必收效愈大。如医者，徒作风治，误用辛温，则汗愈泄而阴愈伤；误用辛凉，则湿热反留连不去，均于本病无益而有害也。

2. 清暑利湿滋阴治中暑烦渴多言呓语法

【原文】脉濡数，中暑。暑为阳邪，昼属阳分，故张其势而烦渴；夜静属阴，邪逼于内，则多言呓语。皆由体虚邪盛致此。经谓暑伤气，原属虚证，未敢以凝寒苦清，侵伐元气。

丝瓜叶 3 片，金石斛 6g，白知母 12g，飞滑石 12g。

水煎滤清，俟冷，冲入西瓜汁一大茶杯。

【疏注】暑为热病，必伤人之元气，且暑中必夹湿。今脉濡数者，则不仅湿滞气虚，且热已伤阴。昼日烦躁者，因昼日阳邪更甚，气阴亏损之故。夜则多言呓语者，因夜静则暑热内扰，故神明无以自主。《素问·生气通天论》说“因于暑，汗，烦则喘喝，静则多言”，即是此意。《素问·刺热论》说：“气虚身热，得之伤暑。”本案原文谓“暑伤气”，亦即此意。夫伤暑轻证犹属气虚，况中暑乎？所以叶氏于此体虚邪盛之证，未敢以凝寒苦清、侵伐元气者，乃遵《内经》之旨也。

【方解】此乃手太阴、少阴经之药。丝瓜叶甘平以清暑；金石斛甘淡以强阴；滑石甘淡而寒，利湿消暑；知母微辛而苦，降火滋阴。冲入西瓜汁者，因西瓜汁甘凉无毒，凉心解暑，生津止渴也。火降湿去，渴止阴生，而多言呓语之证庶几可愈。

【按语】原文“轻谓”二字，廖本作“经谓”，可从。

附：验案 1 例

彭某，男，18 岁，成都市第五中学学生。1981 年 7 月 27 日初诊。

家属代诉：头身发热已 3 天多。3 天前，突然头身发热，心烦，口渴饮冷量多，自汗，微咳，吐黄稠痰，舌苔白黄欠津、质红，脉洪数，小便黄，大便正常，腋下体温 39℃。此系伤暑，以致阴津亏损所致。治以清暑利湿养阴之法，宗叶氏本案方药加味。

丝瓜叶 6 片，金石斛 15g，白知母 10g，滑石 10g，西瓜汁两大茶杯，生甘草 3g，芦根 20g，3 剂。

俟后探访，患者自服前方后，已不发热心烦与汗出，咳止，微现口微渴，嘱患者常服西瓜。现在口已不渴，各症均愈。

【按语】本例正当暑天，一身发热、自汗、口渴心烦、脉洪数乃伤暑以后内外俱热之象；咳吐黄色稠痰，舌苔黄白欠津，乃暑热伤阴之征。用叶氏前方以清暑利湿滋阴；因见本例一身内外皆热、脉洪数，正当邪气亢盛，损及阴津之候，故再加入芦根清热生津、生甘草泻火而保元气，则清暑之力更强。此方既效，故不必用白虎汤矣。

3. 用温胆法合四逆散治脘闷法

【原文】舌微黄，口微酸苦，脘中微闷，议用温胆法合四逆散。

竹茹、生白芍、炒半夏、川连、淡芩、桔梗、枳实汁。

【疏注】舌微黄，口微酸，乃湿热之象；口微苦，乃胆热所引起。脘中属胃，脘中微闷，乃湿热郁于中焦也。温胆法，实即本温胆汤之义立法。温胆法合四逆散，一则以清胆火，一则以和胃而除湿热。胆胃和，湿热清，以上诸症自然渐除。

【方解】此乃足阳明、少阳经之药。本方即温胆汤（《临证指南医案》）合四逆散（《伤寒论》）加减而成。用竹茹甘寒以清热，白芍酸苦以敛阴。黄连苦寒，泻火燥湿；半夏辛燥，和胃健脾。淡黄芩苦寒以清上焦，枳实汁苦酸以利胸膈。用桔梗之苦辛，开胸膈之滞气；去柴胡与甘草，恶升散与甘缓也。不忌半夏者，因半夏虽辛温，然能下逆气；经炒后，则辛温兼具苦味。况加川连、淡芩之苦寒，苦辛合用，能降能通。用治口酸苦、苔黄、胸闷等症，自然合拍。

4. 苦降辛泄治痞结法

【原文】阳明湿热，痞结心下，拟苦降辛泄，则邪自解耳。

炮干姜、半夏、桔梗、杏仁、川连、厚朴、枳实、豆豉、至宝丹。

【疏注】痞结心下，与前案脘中微闷不同。痞结者，但满不痛之谓。《伤寒论·辨太阳病脉证并治》149条：“伤寒五六日，呕而发热者，柴胡汤证具，而以他药下之，柴胡证仍在者，复与小柴胡汤……但满而不痛者，此为痞。柴胡不中与之，宜半夏泻心汤。”闷者，不适而已。前案乃中焦湿热与少阳相火相蒸，故见舌微黄、口酸微苦、脘中微闷。本案乃阳明湿热郁结于胃脘，故见心下痞结。两症相较，前者轻而后者重也。《伤寒论·辨太阳病脉证并治》131条：“病发于阳，而反下之，热入因作结胸；病发于阴，而反下之，因作痞也。”今阳明经有湿热，亦痞结于心下者，其故何耶？因阳明湿热无形之气，痞塞于胃脘，阻其胸中之气，不能升清降浊，因而成痞。与伤寒下之早，中气伤而邪气乘之，阻其气之升降，痞塞于中者相比，其痞结虽同，而致痞之因，以及舌苔、脉象则异。案中虽未言及舌脉，然从“阳明湿热”句分析，可以推知其为苔黄、脉数也。阳明湿热与伤寒下早致病之因与舌脉既不同，故治阳明湿热宜以苦降辛泄法，而不可以泻心散痞补虚之法。

【方解】此乃足阳明、手厥阴经之药。炮姜辛苦大热，黄连大苦大寒，两者合用，辛开苦降；桔梗苦辛而平，杏仁苦温无毒，二者合用，能降能升。豆豉苦寒，能除胸中郁热；半夏辛燥，专祛胸膈湿痰。枳实苦寒，破气消痞；厚朴苦温，散满调中。再加入至宝丹之犀角（水牛角代）苦酸咸寒，凉心泻肝而解毒；朱砂味甘而凉，清肝镇心而泻热；玳瑁甘寒以镇心，雄黄辛温以解毒。麝香辛温，开经络而通窍；牛黄甘凉，泻心热而利痰；琥珀甘平，安神散瘀；龙脑辛苦，通窍祛风；安息香辛苦，行气血而安心神；金银箔辛温，舒肝气而能镇静。本案用前药八味，以治阳明湿热，亦已足矣。何于此方以外，再加至宝丹耶？因无形湿热结于心下成痞，如湿热不解，恐邪陷心包而成昏厥，故既用前方以治阳明郁热，散心下之痞；又加至宝丹以开胸中郁结，则可免邪陷心包之患矣。

附：验案 1 例

李某，男，28 岁，成都中医学院附属医院职工。1978 年 11 月 20 日初诊。

主诉：10 天前，不明原因上腹部痞满不适，口微苦，不渴，纳少，二便正常，舌苔薄黄、质红，脉细缓。曾服香砂六君子汤及藿香正气散，均无效。余以为此系中焦湿热郁阻兼中气虚所致，宜辛开苦降佐以扶中之法，宗叶氏前方加减。

法半夏 10g，干姜 12g，黄连 6g，黄芩 10g，生泡参 30g，谷芽 20g。

11 月 24 日二诊：服上方后，自觉上腹部痞满大减，饮食增加，舌苔、脉象同前，原方再进 2 剂。

俟后探问，患者自诉服前方以后，诸症痊愈，身体健壮如常。

【按语】本例症见上腹部痞满不适，口微苦，舌苔薄黄、质红，乃湿热郁阻中焦之象；纳少，脉细缓，又为脾胃气虚之征。用法半夏、干姜与黄连、黄芩相配，辛开苦降，则中焦湿热自除；用生泡参与谷芽相伍，消补兼施，则脾胃功能自复。中焦之湿热除，脾胃之功能复，故诸症痊愈。不用叶氏前方中之杏仁、桔梗、豆豉、枳实、厚朴者，是因本例有纳少、脉细缓，知患者脾胃素虚，故不宜再泄热破气，而加入生泡参、谷芽，以振奋脾胃功能。前医用香砂六君子汤，虽与中虚夹湿之证相宜，但不宜本例中虚而夹有湿热者。藿香正气散虽于本例之湿证相宜，但不宜本例中虚而有湿热并无表证者。因方与证不合，是以用之无效。

（二）咳嗽门

1. 用越婢汤治外寒内热，夜卧气冲法

【原文】冬温咳嗽，忽值暴冷，外寒内热，引动宿痰伏饮，夜卧气冲欲坐，喉咽气息有声。宜暖护安居，从痰饮门越婢法。

麻黄、甘草、石膏、生姜、大枣。

【疏注】小青龙汤证，乃外有寒而内有饮者；大青龙汤证，乃外有寒而内有热者；麻黄杏仁甘草石膏汤证，乃发汗不解，热邪内迫而为肺热者。若此证，冬温咳嗽，又忽值暴冷，外寒内热，引动宿痰伏饮，夜卧气冲欲坐，喉咽气息有声，与以上三证相似而实不同。倘施以大青龙汤或小青龙汤，则辛温之药必助其热；倘施以麻黄杏仁甘草石膏汤，则无以兼顾宿痰伏饮。择其方药能与证相合者，其唯越婢汤乎！因外有寒者，麻黄足以散之；内有热者，石膏足以清之；内有宿痰伏饮者，生姜、大枣、甘草足以和之也。

【方解】此乃足太阳、阳明经之药。汪讱庵说："风水在肌肤之间，用麻黄之辛热以泻肺，石膏之甘寒以清胃，甘草佐之，使风水从毛孔中出。又以姜、枣为使，调和营卫，不使其发散耗津液也。"

【按语】汪氏此解甚当。叶氏借用此方以治外寒内热，引动宿痰伏饮，夜卧气冲欲坐，喉咽气息有声者，想必有效。然案末有"宜暖护安居"一语，亦不可忽视，否则病虽愈而复发，徒药何益？

2. 养胃阴治咳痰欲呕饥时甚法

【原文】脉软，咳痰欲呕，饥时甚。虽是时邪未清，高年正虚，理宜养胃阴，《金匮》麦门冬汤。

麦冬、人参、半夏、甘草、粳米、大枣。

【疏注】高年脉软，知正气已虚；咳嗽欲呕，知肺胃之气上逆；饥时甚者，知胃阴虚无以供养于肺。《素问·五脏别论》说："五味入口，藏于胃，以养五脏

气。”《灵枢·营卫生会》说：“人受气于谷，谷入于胃，以传与肺，五脏六腑，皆以受气。” 今从本案观之，《素问》之语，信不我欺。虽是时邪未清，然以高年正虚，用《金匮》麦门冬汤以养胃阴为主，真可谓治病必求其本者矣。

【方解】此乃手太阴、足阳明经之药。喻嘉言在《医门法律》中说：“于麦冬、人参、甘草、粳米、大枣大补中气，大生津液队中，增入半夏之辛温一味，其利咽下气，非半夏之功，实善用半夏之功，擅古今未有之奇矣。”

【按语】《金匮要略》说：“火逆上气，咽喉不利，止逆下气，麦门冬汤主之。”今叶氏善会文义，借用此方治高年正虚，脉软，咳痰欲呕，饥时甚之证，真合拍也。

附：验案 1 例

曾某，女，35 岁，成都市前进家具厂工人。1968 年 5 月 25 日初诊。

主诉：咳嗽已 10 余天。10 天前，因感冒发现恶风，自汗，咳嗽，在外服中药数剂，效不显，因来就诊。现症：头昏胀，微恶风，自汗，胸闷，干咳而呕，每咳则小便自遗，气短，口微渴，大便秘结，舌苔白黄欠津，质微红，脉细近数。月经提前 3 天，色正常。此系外感风邪，肺气阴虚夹痰之证。治宜疏风解表、补气养阴，佐以祛痰之法，用麦门冬汤加减。

麦门冬 12g，明沙参 30g，法半夏 10g，生甘草 6g，粳米 30g，前胡 6g。

5 月 28 日二诊：服上方 2 剂后，头已不昏胀，不恶风自汗，咳时小便自遗好转，大便已畅通，舌苔、脉象同前。原方去前胡，再进 5 剂。

俟后随访，患者自诉服上方以后，诸症痊愈。

【按语】本例见头部昏胀、微恶风、自汗，乃外感风邪之象；干咳无痰、大便秘结，乃肺燥伤阴之征。因肺与大肠相表里，故肺阴伤，必累及大肠也。肺有燥痰，故胸闷、咳时欲呕；肺之气亦虚，故气短；且上虚不能制下，故每咳则小便自遗。至于口微渴、舌苔白黄欠津、脉细近数，亦即阴虚所致。用麦门冬汤，改人参为明沙参以气阴双补，配麦门冬以润肺养阴。用生甘草、粳米以清热，用法半夏以祛痰。法半夏配麦门冬、明沙参，则燥不伤阴，滋而不腻。去大枣者，因大枣补脾益胃，本例之病主要在肺，不似叶氏前案之饥时咳甚，病在于胃，故去之。本例与叶氏前案之症，一病在胃，一病在肺，用麦门冬汤俱效，可见麦门冬汤既能养胃阴，又能养肺阴，然总不离乎兼有痰者，方可用全方以治咳嗽。

（三）呕吐门

1. 平肝泻火、和胃生津治呕吐不已、肠中不通法

【原文】春夏阳升，肝木乘，呕吐不已，寝食减废，气失下降，肠中不通。病乃怀抱抑郁两月之久，不敢再以疏泄为治。

人参、川连、乌梅、川楝子、生白芍。

【疏注】患者怀抱抑郁两月之久，肝郁未有不发热者。加以春夏阳升，肝阳得天时之助，安得不上升乘胃，以致呕吐不已、寝食减废；气失下降，肠中不通也哉？胃腑体阳用阴，气本下降[1]；肝为刚脏，气本上升。黄坤载《伤寒悬解·卷十二》“厥阴经提纲”注：“厥阴脏气，自下上行。”今见呕吐不已，使胃气上升者，非胃气所致，乃肝为之也。《灵枢·经脉》有“肝足厥阴之脉……过阴器，抵小腹，夹胃”及“是肝所生病者，胸满呕逆”之语。叶氏有见于此，故治此证，不全责之胃，而责之于肝者，本经旨之故。不敢再用疏泄者，因疏泄必以辛药，如用辛药，恐愈动肝阳之故。况当春夏阳升，肝郁发热，立法犹不忌刚用柔耶？

【方解】此乃足阳明、厥阴、手少阴经之药。人参甘苦，和胃生津；黄连苦寒，镇肝泻火。川楝苦寒以泻热，乌梅酸温以敛肝。再用生白芍之苦酸微寒者，因“肝以敛为泻”[2]，白芍能收阴气、敛逆气之故。肝平火息，则肝不乘胃；胃和津生，则胃气自降矣。

【注释】

[1]《温病条辨·中焦篇》77条注：“盖胃之为腑，体阳而用阴，本系下降，无上升之理，其呕吐哕痞，有时上逆，升者胃气，所以使胃气上升者，非胃气也，肝与胆也。”

[2]《本草备要·卷一·草部·白芍药》注：“酸敛肝，肝以敛为泻，以散为补。”

【按语】原文“肝木乘”后无“胃”字，廖本作“肝木乘胃”，可从。

2. 仿仲景胃虚上逆例，治呕吐黑水，大便稀黑法

【原文】问生产频多，经水失期，此冲脉厥气，直攻心下，引胁环及少腹。呕吐黑水，黑为胃底之水；便出稀黑，乃肠中之水。经年累月，病伤胃败，何暇

见病治病？务在安眠进食为议，仿仲景胃虚上逆例。

人参、炒半夏、代赭石、茯苓块、降香、苏木。

【疏注】女子以血为主，生产频多，是导致血虚与经水失期之由。冲为血海，《灵枢·海论》："冲脉者，为十二经之海。"刘仲迈《伤寒杂病论义疏·平脉法》注："冲为经脉之海，又曰血海。"血海空虚，是以导致冲脉之气上逆，直攻心下，引胁环及少腹及呕吐黑水等症。然经水失期日久，岂无瘀血停滞于中？因有瘀血停滞，故肠胃中之水夹瘀血，随冲脉之逆气而为呕吐黑色，随大肠之传导而为稀黑便也。案中虽未言及瘀血，然从所呕吐与大便之黑色，以及方中用降香、苏木之理推之，可知有瘀血无疑。喻嘉言《寓意草》说："黑水为胃底之水。"《伤寒论·辨太阳病脉证并治》："伤寒发汗，若吐、若下，解后，心下痞硬、噫气不除者，旋覆代赭汤主之。"叶氏有见于此，故仿仲景胃虚上逆例治之，不治其黑水而黑水自止。《临证指南医案·崩漏》"治沈某案"中说："夫冲脉隶于阳明。"隶者，属也。《难经·二十八难》说："冲脉者，起于气街，并足阳明之经，侠脐上行，至胸中而散。"因冲脉起于气街，并足阳明之经脉上行至胸中，故曰隶于阳明。是以调中补胃，则食进而血生，血海自不空虚；和胃降逆，则冲脉之气降，呕吐诸症自愈。况方中加入止血祛瘀之品，而经水失期、便出稀黑等症，犹不愈乎？

【方解】此乃足阳明经之药。半夏辛温，降逆止呕；人参甘苦，补气生津；茯苓甘淡微温，补心脾而利水；代赭石气寒味苦，养血气而镇逆；降香辛温以止血；苏木甘咸以祛瘀。此方即旋覆代赭汤加减而成。因有呕吐，故去甘草、大枣之甘守；胁下不满，故勿用旋覆花之咸温。因呕吐黑水，故加茯苓利水，降香止血，苏木祛瘀也。

附：验案1例

李某，男，70岁，成都市西御河街居民。1968年5月22日初诊。

家属代诉：患者患胃痛已10余年。10余年以来，每年胃痛反复发作，服中药或西药均减轻。1个月以前，不明原因胃痛复发，在外服中西药均无效。21日午后，突然呕出红黑色之水液数次，约有500mL。今日又呕吐1次，其色与前同，约有150mL。胃痛拒按，有如针刺，噫气，不能食，面白少神，口渴饮热，舌苔黄、质红，无津液，大便干、色黑，小便正常，脉细无力。因患者年老体虚，病情较重，不能站立，故未做钡餐检查。此系胃气阴虚，冲脉之气上逆兼瘀血阻滞之候。治宜益气养阴、镇逆止血，佐以祛瘀之法，宗叶氏前案方化裁。

红参须 10g，明沙参 30g，怀山药 30g，生赭石 24g，白芍 18g，苏木 6g，仙鹤草 12g，炙甘草 6g，竹茹 18g。2 剂。

5 月 25 日二诊：患者服上方药后，呕血已止，胃痛减轻，无拒按如针刺之象，饮食增加，精神好转，舌苔薄白、质微红、欠津，脉弦细，大便色黄而干、色已不黑。仍本前方加减，用益气养阴、调气和血之法治疗。

明沙参 12g，怀山药 30g，白芍药 18g，炙甘草 6g，香附 10g，乌贼骨 18g，白及 12g。3 剂。

5 月 28 日三诊：患者胃痛更减轻，舌脉同前。原方再进 3 剂。自前次来门诊治疗以后，再未复诊。随访患者，据诉服前方后，胃痛已愈，饮食正常，精神恢复如常，并能治理家事矣。

【按语】本例症见胃痛不能进食、面白少神、脉细无力，属胃气虚；舌苔黄、质红、无津液，属胃阴虚；胃痛拒按，如针刺状，又呕吐红黑色之水液，解黑色大便，为胃中瘀血阻滞。瘀血停于胃中，随冲脉之气上逆，故呕吐红黑色之水液；随大肠之传导而外出，故解黑色大便。用红参须、明沙参以补胃之气阴，用怀山药以固肠胃；用生赭石镇冲脉之气而降逆，竹茹凉血止呕，仙鹤草止血，白芍药与甘草，甘苦合化以补阴血，香附调气，乌贼骨和血，白及逐瘀生新，苏木行血祛瘀。气阴补，脾胃强，则正气自旺；冲气降，血热清，则呕血自止。止血药与逐瘀药合用，则血止而无瘀阻之患；通血脉与行气之药合用，则气血行而无胃痛之患矣。

（四）泄泻门

芳香逐秽法治头胀脘闷洞泄

【原文】臭秽触入，游行中道，募原先受，分布三焦上下，头胀脘闷洞泄，以芳香逐秽法。

藿香梗、生香附、茯苓皮、白豆蔻、飞滑石、炒厚朴、新会皮。

【疏注】臭秽之气，多夹湿邪，由口鼻触入，犯及脾胃，则散漫游行。脾胃居中，故曰中道。人身之募原，与脾胃相近，又与三焦相通。故臭秽触入之后，游行中道，募原先受，继乃分布于三焦。臭秽之气，分布于上，则上蒙清窍而为头胀；分布于中，则清阳被阻而为脘闷；分布于下，则肠中湿滞而为洞泄。用芳香逐秽者，因病之发生乃由于臭秽，故非用芳香无以逐秽；臭秽之气必夹湿邪，故非佐淡渗无以利湿耳。

【方解】此乃足太阳、阳明、手足太阴经之药。藿香梗辛香甘温，入肺气而去恶气；生香附辛香甘苦，上胸膈而利气机；炒厚朴苦温，调中除湿；白豆蔻辛热，宣肺暖中；茯苓皮与飞滑石，甘淡而渗湿行水；新会皮即广陈皮，辛苦而快膈和中。以上数味，芳香逐秽，虽臭秽触入，已分布于三焦上下，又何患不迎刃而解？

（五）脘腹痛门

1. 用大建中汤化裁治呕逆心痛法

【原文】味过于酸，肝木乘胃，呕逆心痛，用大建中法。

人参、淡干姜、茯苓、桂木、炒黑川椒、生白蜜。

【疏注】《素问·五脏生成》说："多食酸，则肉胝䐢而唇揭[1]。"此言多食酸味，则酸味太过而伤脾。本案说"味过于酸"，即多食酸味之意。说心痛者，即今所称之胃痛也。因"酸苦涌泄为阴"，多食酸味，则阴盛而伤阳，不使脾阳受伤，则胃阳受损。脾阳伤，则肝木乘于脾，必现肉胝䐢而唇揭；胃阳伤，则肝乘于胃，故证现呕逆而心痛也。《灵枢·经脉》说："肝所生病者，胸满，呕逆。"《素问·举痛论》说："寒气客于肠胃，厥逆上出，故痛而呕也。"盖即此意。叶氏不治肝，而用大建中法者，意在扶胃阳，既可以敌肝，亦可以散寒邪，诸症焉能不愈？虽然后之医者倘遇胃痛之病，亦必审其脉症，确属胃阳虚者，然后方用此法。若属胃阴虚而肝乘之者，当于叶案中选用柔远刚之药，抑或以魏玉璜"一贯煎"养阴泄肝之义为法可也。

【方解】此乃足阳明、手少阴经药，亦即大建中汤之变化也。《金匮要略》说："心胸中，大寒痛，呕不能食，腹中满，上冲皮起，出见有头足，上下痛，而不可触近者，大建中汤主之。"林礼丰说："方中重用干姜，温中土之寒；人参、饴糖建中焦之气。佐以椒性纯阳下达，镇阴邪之逆，助干姜以振中土之阳。"（陈修园《金匮要略浅注·腹满寒疝宿食病脉证治》大建中汤注）

【按语】本病愈后，当戒酸味及生冷食物，否则恐病虽愈，亦必复发。林氏解释大建中汤方义已详，叶氏本《金匮要略》上述原文“心胸中，大寒痛，呕不能食”等句悟出用大建中法，而不尽用其方，以治味过于酸，肝木乘胃，呕逆心痛之证。方中之所以必去饴糖者，因恐饴糖气温达肝，肝气升，则更乘其胃；易以白蜜者，因白蜜甘平，既能补中，又能缓肝之急，而止心腹之痛也。至于加茯苓之甘平，乃导阴邪以外出；加桂木之辛温，能温心阳以活血。中气足，胃阳复，则中州有权，不得再为肝乘，而呕逆必止。心阳温，心血活，则寒邪自散，不复为邪所侵，而胃痛必愈矣。

【注释】

［1］胝胗，音抵纣。胝者，皮肤厚也。胗者，敛缩也。胝胗者，即皮肤肌肉皱缩之意。唇揭者，即唇皮掀揭之意。因脾喜燥恶湿，又脾主肌肉，其荣于唇。酸能生津，多食酸，则津多而脾润，有碍于脾之运化，无以长养肌肉，故肌肉皱缩而唇皮掀揭也。

2. 用冷香饮子治腹痛吐利汗出法

【原文】脉沉微，肠痛，吐利，汗出，太阴寒伤，拟冷香饮子。

泡淡附子、草果仁、新会皮、甘草。煎好候冷服。

【疏注】本案原文，对本证虽说“太阴寒伤”，其实乃阴寒冷湿之气并客于太少二阴。何以知之？因脉沉为病在里，脉微为肾阳虚之象。肾阳虚，不能温暖中州，脾肾之阳俱虚，此阴寒冷湿之气所以客于太少二阴也。阴寒冷湿之气客于二阴，故现脉沉微与腹痛；中阳被寒湿所阻，清气不升，浊气不降，故吐利并作；阳虚不能卫外而为固，是以汗出。今叶氏不用理中丸，而偏拟冷香饮子者，因理中丸为太阴主方，其中之参、术、姜、草对脾经守补有余，散寒湿则不足，用于补太阴之虚则可，若用于散太少二阴之阴寒冷湿之气则不可。故拟冷香饮子以温阳、散寒、除湿，使阳回阴退，湿去寒除，则诸症自愈。倘早施理中丸以温补，恐寒湿不惟不散，而邪气反得药之温补，留阻于中。由此可见，医者于临证之际，辨证与选方用药，岂不重欤？

【按语】原文“肠痛”二字，廖本作“腹痛”，可从。

（六）诸郁门

1. 宣通气血治胁痛引背法

【原文】据诉左胁痛引背部，虚里穴中，按之有形。纳食不得顺下。频怒劳烦，气逆血郁，五旬以外，精力向衰，延久，最虑噎膈。议宣通气血，药取辛润，勿投香燥，即有瘀浊凝留，亦可下趋。

当归尾、京墨汁、桃仁泥、延胡索、五灵脂、老韭白。

【疏注】《素问·平人气象论》:“胃之大络，名曰虚里，贯膈络肺，出于左乳下，其动应衣，脉宗气也。”左胁为肝经所过之地，虚里为胃之大络。今因频怒，则肝气上逆；劳烦，则伤脾胃之阴。肝藏血，血随气行，故肝气上逆，血亦随气上逆。气血郁阻于肝经所过之地，故左胁痛引背部；气血郁阻于胃之大络，故虚里穴中，按之有形。纳食不得顺下者，因胃阴伤，又为肝所乘，故胃降失权。加以老年精力向衰，倘延久失治，津枯血燥，易成噎膈难治之证。今议用宣通气血，药取辛润，勿投香燥，真有远见。盖香燥之品，香则耗气，燥则伤阴，二者又能助肝气上逆，故勿用。若辛润之品则不然，辛则行气解郁，即《素问》所谓“肝欲散，急食辛以散之”是也。润则顾其阴虚，即徐之才所谓“湿可润燥”是也。药取辛润，使气血流通，瘀浊如何不随之而下趋?

【方解】此乃足厥阴经之药。当归尾甘温而润，破血下流；京墨汁辛甘而凉，平肝润燥。延胡索辛苦，行血中气滞与气中血滞；桃仁泥苦甘，苦以泄血滞，甘以缓肝气。五灵脂甘温味厚，入肝经以通利血脉；老韭白辛温微酸，入血分而行气散瘀。此方味具辛甘酸苦，有行气解郁、平肝破血润燥之功。凡老年精力向衰，因频怒劳烦，气逆血郁，络脉不和，以致胁痛引背、纳食不得顺下者，皆可于此取法。

2. 行气开郁泻热治咽中时痹消渴心热法

【原文】脉虚涩，咽中时痹，不妨食物，大便干燥，此肺中气不下降，不主运行。消渴心热，皆气郁为热，非实火也。

枇杷叶、苏子、蜜炙橘红、马兜铃、茯苓、川贝母。

【疏注】本案症见脉虚涩、咽中时痹、大便干燥、消渴心热，似阴虚火旺之象。然叶氏不作阴虚火旺论治，乃作肺气不降治之，其故何耶？想叶氏分析此证果属阴虚火旺，不但脉见虚涩，且必见脉涩而数；不但咽中时痹，不妨食物，且必咽干，食物梗阻难下；不但大便干燥，且必粪如羊矢。今乃不然，则知为肺中气不下降，不主运行所致，非阴虚津乏明矣。咽者，食管也，与胃相通。《灵枢·经脉》说："肺手太阴之脉，起于中焦，下络大肠，还循胃口。"咽既与胃相通，肺经之脉既下络大肠，还循胃口，则肺气不降，亦可现咽中时痹、大便干燥也。此证与《金匮要略》"妇人咽中如有炙脔"之病因相似。不过，彼乃七情郁气，痰凝气阻，而无热象；此因七情郁气为热，故有消渴心热之症。且气郁为热，热久生痰，痰阻于肺，肺失肃降之令，气不下降，不主运行，故脉现虚涩、咽中时痹、大便干燥等症。案末所以有"皆气郁为热，非实火也"之语，意即谓宜行气开郁泻热，不可用苦寒之药以泻火。苦寒之药犹不可用，尚可用治妇人咽中如有炙脔之半夏厚朴汤乎？

【方解】此乃手足太阴经之药。本方乃师仲景半夏厚朴汤之义而成。枇杷叶苦平以降气，马兜铃苦辛以泻肺。紫苏用子，辛温开郁而下气；橘红蜜炙，苦温甘缓而消痰。白茯苓甘平，能和脾利肺；川贝母辛苦，能泻热散结。泻肺下气则火降，开郁消痰则肺宁，泻热散结则痹阻开，和脾利肺则热痰降，而咽中时痹、大便干燥、消渴心热之症可希渐愈。

（七）疝气门

1. 温肾疏肝治肝厥、疝攻上触呕吐法

【原文】疝攻上触，必倾囊呕物，此胃中得食气壅，肝邪无以泄越，得吐而解，盖木郁达之也。此番病发，源自怒起，其为肝厥何疑？

炒黑川椒、炒小茴香、川楝子、青皮汁、青木香、橘核。

【疏注】肝所生病者，胸满、呕逆、狐疝。故呕逆之症，不尽属于胃，多由肝气上逆所致。是以小柴胡汤证之呕，由于肝火上逆；吴茱萸汤证之呕，由于肝胃寒邪夹浊阴之气上逆。以上二者，皆肝气上逆所致之呕逆。本案因疝攻上触，必倾囊呕物，其为肝火上逆耶？抑为肝胃寒邪，夹浊阴之气上逆耶？案中虽未言及舌脉，然既说"疝攻上触，必倾囊呕物"，其为肝寒无疑。既说"源自怒起"，

其为肝厥无疑。厥者，逆也。所谓肝厥者，即肝气上逆之义。肝气上逆乘胃，是以得食气壅；肝喜条达，是以得吐而解。不用小柴胡汤者，因恐柴胡、黄芩之苦，反伤其肝，况非少阳半表半里之证，岂和解所可愈？不用吴茱萸汤者，因恐人参、大枣之甘，反助其壅。况病由怒起，岂温补所可愈？此用药以温肾者，因补火即可以散寒；疏肝者，使肝气疏畅，肝气自不上逆，此即“木郁达之”之义。

【方解】此乃足少阴、厥阴经之药。川椒、茴香气味辛热，补命门火而散寒；青皮、木香辛苦气温，条达肝气而解郁。至于橘核之辛苦、川楝之苦寒，皆治疝要药，取苦降辛通之义也。因在下之寒疝，非温肾不解；在上之呕逆，非疏肝不治。方中虽有辛热之药，因佐以苦寒，则无以助肝气上逆；虽有苦寒之品，因配以辛热，则不碍肝经寒邪，真良法也！或问：此病既属肝经寒疝，用温药固宜，何又加川楝之苦寒？余说因“肝为刚脏”，内寄相火，温肾佐以凉肝，师古人治厥阴，用寒必复热，用热必复寒之旨，岂可以肝有寒疝，即禁用川楝之苦寒欤？

2. 利湿温经祛风法治狐疝、睾丸痛引少腹

【原文】狐疝者，厥阴之痹也。发则睾丸痛引少腹，得呕气泄则止，此属寒湿之阻。议以利湿温经祛风丸方，服久自愈。

川楝子、小茴香、淫羊藿、胡芦巴、茯苓、半夏、杜仲、韭子、砂仁、防风、当归、淡苁蓉、漂淡吴茱萸。

双合，水泛丸，日服2次，每服8g。

【疏注】狐疝之名，始于《灵枢》。又《金匮要略》有“阴狐疝气者，偏有小大，时时上下”之语。今案中说“狐疝者，厥阴之痹也”，可见此属肝经之寒湿闭阻无疑。发则睾丸痛引少腹，可见不发时则否。此虽与《金匮》阴狐疝气之证有所不同，然发作有时，而命名为“狐疝”亦宜。因肝足厥阴之脉过阴器，抵小腹，发则睾丸痛引少腹者，肝经之络脉被寒湿阻滞而不通之故。得呕气泄则止者，因肝主疏泄，呕吐之后，则气机疏畅，壅滞发泄之故。叶氏说：“此属寒湿之阻，议以利湿温经祛风丸方。”此即《内经》所说“肝欲散，急食辛以散之”是也。

【方解】此乃足少阴、厥阴经之药。川楝子苦寒，小茴香辛平，为治疝要药；淫羊藿辛燥，胡芦巴苦温，有温肾良功。防风辛甘微温，祛风胜湿；砂仁辛温香

窜，快气调中。韭子辛温，杜仲温润，能养肝益肾；半夏辛燥，茯苓甘温，能除湿和中。当归辛苦甘温，散寒和血；吴萸辛苦大热，燥湿温中。用淡苁蓉者，补命门之相火；用水泛丸者，治久病宜缓图也。方中诸味，用辛温药多者，因肝喜条达，故以辛散辛补；复以苦寒药者，因肝为刚脏，内寓相火之故。用此方以治睾丸痛引少腹、得呕气泄则止之证，诚为对证之方。至于“双合”二字，指方中末后淡苁蓉、漂淡吴茱萸二味，与前十一味药相合也。

（八）肿胀门

1. 分消建中调气治浮肿腹胀泄泻法

【原文】今浮肿腹胀泄泻，皆雨湿太过，脾阳郁遏，久则气窒，小溲不利。凡分消建中，调治其气，水湿自去，脾阳渐复。酒肉闭气，食物宜忌。

生白术、茯苓皮、生益智、椒目、厚朴、广皮、泽泻、猪苓。

【疏注】《素问·金匮真言论》：“腹为阴，阴中之至阴，脾也。”脾恶湿，脾宜升则健，得阳始运。本案由雨湿太过，致脾阳郁遏而不转输，是以小溲不利；脾为湿困，是以浮肿。脾阳不运故腹胀，脾阳下陷故泄泻。此即医和所说“雨淫腹疾”是也。当此之时，医者如不详究其病因与病机以立法处方，徒施一般利尿消肿之药以治之，其奈脾阳不运何？案中说：“凡分消建中，调治其气，水湿自去，脾阳渐复。”此案此论，真堪为后学楷法！

【方解】此乃足太阳、太阴、少阴经之药。白术甘苦，补脾燥湿；广皮辛苦，理气调中。苓皮甘平，擅消浮肿；厚朴苦温，专散胀满。椒目与益智辛热，同补命门；泽泻与猪苓甘淡，分消水湿。补脾则水湿自去，补火则阴翳自消，调中则脾阳不得郁遏，理气则气行水亦自行，散满则脾阳动而腹胀消，利水则湿邪去而浮肿愈。《素问·至真要大论》说：“湿淫所胜，平以苦热，佐以酸辛，以苦燥之，以淡泄之。”本案所立之法，真与经旨相合。

2. 通腑阳法治肿病

【原文】陆家滨，三十，阴邪盛为肿，便溏，尿短，议通腑阳。

附子、远志、於术、青皮、厚朴、椒目、猪苓、茯苓。

【疏注】“肾者，胃之关也。关门不利，故聚水而从其类也。”关门之所以不利者，因肾阳虚无以化气行水，是以水聚而肿病成。又水为阴邪，故阴邪盛为肿。脾为至阴之脏，喜燥恶湿，今脾为湿困，健运无权，故病肿与便溏。“肾合膀胱，膀胱者，津液之府也。”今肾阳虚，不能化膀胱之气，是以尿短。议通腑阳者，即《素问》所谓“洁净府”之义也。

【方解】此乃足太阳、太阴、少阴经之药。附子辛温，温肾阳以祛寒湿；远志苦温，通肾气上达于心。於术苦温，燥湿补脾；青皮辛苦，散结破气。厚朴之苦温以散湿满，椒目之苦辛以行水湿。茯苓之甘平以利湿健脾，猪苓之甘淡以利窍行水。肾阳温，郁结散，膀胱利，寒湿去，肿病自然即消，此通腑阳法之妙也。

附：验案 1 例

詹某，男，41 岁，资中县城关区干部疗养院职工。1962 年 2 月 10 日初诊。

主诉：腹部胀大已近 1 年。3 年前曾患黄疸，面目和一身皮肤发黄，疲乏，小便短赤，经服中药后病愈。10 个月以前，因突然腹泻，经服中药后泻止，渐至腹部胀大，尿量短少而频，于 1961 年 5 月 6 日来我院门诊就诊。曾经西医检查诊断为肝硬化腹水，收入住院部用中药治疗 1 月余，腹水全消后出院。回家未到 2 个月，腹部又逐渐膨大，在当地医院服中西药，效不显，故又来院就诊。查肝功能不良。现症：面色苍黄，少神，消瘦，气短，语言无力，腹胀如鼓，青筋暴露，量腹围平脐 85cm，两足肿，纳少，大便溏，小便短少而黄，舌苔白滑、质淡红，两手脉沉细。此属脾虚健运失职，水湿上泛而成此证。宜通腑阳法，宗叶氏前案之方加减。

制附片 12g（久煎），苍术 12g，白术 12g，猪苓 10g，茯苓 10g，干姜 10g，陈皮 10g，厚朴 10g，大腹皮 10g，草豆蔻 10g，椒目 6g。

顾大德、张卓之、何久仁、彭宪彰会诊拟方，以下同。

2 月 15 日二诊：患者服上方 4 剂后，小便增多，腹胀减轻，舌脉同前。原方再服 4 剂。

2 月 20 日三诊：患者服上方后，小便增多，腹胀已消一半，足微肿，不能食，口和，大便稍干，舌苔、脉象同前。原方 4 剂。

2 月 25 日四诊：患者腹胀全消，足已不肿，胃纳增加，精神转好，尿多色微黄，大便干，舌脉同前。通腑阳之法既效，已不再进，宜改用温中益气运脾法以培本，理中汤加减。

党参30g，白术12g，干姜10g，黄芪30g，陈皮10g。

患者自愿于本日回家休养治疗，1个月以后，余写信探问患者近况如何，患者回信说："自回家后，服上方15剂，饮食与精神倍增，并无其他不适，已恢复工作10余日矣。"以后并几次托人向我与各位老师致谢。

【按语】本例症见面色苍黄少神、消瘦、气短、语言无力、大便稀溏，乃脾气虚衰之象。脾气之虚衰，由于肾阳不足，无以温煦脾土，又无以化膀胱之气。因膀胱之气不化，故小便短少；脾虚不能运化水湿，故腹胀、足肿；水湿不行，影响气血流通，故腹壁青筋暴露。脾病累及于胃，故胃纳减少；湿浊上泛，故舌苔白滑。脉沉主病在里，又主有水，细主气衰。用制附片以温肾阳，干姜以温脾阳，苍术、白术、草豆蔻健脾除湿，厚朴、陈皮、大腹皮和脾行水，猪苓、茯苓以利小便，椒目专行水道。脾肾之阳旺，使膀胱之气能化，则水湿自有去路；使脾之健运复常，则湿邪无从再起。最后再用理中汤去甘草以防中满，配黄芪以温补脾气，加陈皮以运脾，意在使患者之正气强，而既退之邪不再起也。

（九）痿痹门

苦坚滋营治痿症法

【原文】手足软，不能坐立，是属痿也。痿症，《内经》历言五脏之热，髓枯骨软。治应苦坚滋营。今之医者，多作阳虚治之，痿症不愈，皆由是也。

虎潜丸。

【疏注】手足软，不能坐立，究属何痿？案中虽未明言，然从症状及立法处方以分析，实属骨痿。《素问·痿论》说："有所远行劳倦，逢大热而渴，渴则阳气内伐，内伐则热舍于肾。肾者，水脏也。今水不胜火，则骨枯而髓虚，故足不任身，发为骨痿。"夫骨痿既由热舍于肾，水不胜火，以致骨枯髓虚，然则治以苦坚滋营之法，不亦宜乎？因用苦坚者，即《素问·脏气法时论》"肾欲坚，急食苦以坚之"；滋营者，即补脏之真气。治骨痿之法，舍此其谁？

（十）黄疸门

辛苦甘淡治身黄、左腰胁间痹痛法

【原文】徐，左脉数，舌白目黄，遍身发黄，左腰胁间痹痛，卧则气逆，或嗳气，或咳呛，则痛不可忍，湿热著于络中，气机阻遏不宣。况时邪一九日，正邪势方张之候，故攻病药饵，往往难投，轻药为稳。

豆卷、白蔻、通草、茵陈、米仁、杏仁、猪苓、泽泻。

【疏注】脉数为有热，舌白为有湿。湿热交蒸，故目及遍身发黄；湿热著于络中，气机阻遏不宣，故左腰胁间痹痛，或嗳气，或咳呛，则痛不可忍。或问：湿热既著于络中，气机阻遏不宣，何以脉数与腰胁间痹痛俱呈现于左侧？张锡纯《医学衷中参西录》曾说："肝之体居于右，而其气化之用，实先行于左，故肝脉见于左关。"此语乃本《素问·刺禁论》"肝生于左"之义以发挥者也。因肝藏血，络亦主血，湿热著于络中，气机阻遏不宣，故腰胁间之痹痛现于左侧；《素问·脉要精微论》"肝脉应于左关"，肝经之湿热盛，故数脉见于左手。至于时邪已九日，正邪势方张之候，攻病药饵，往往难投者，即《孙子十三篇》中所谓"勿击堂堂之阵"是也。轻药为稳者，即"轻可去实"之义也。不杂以血分药者，因病由湿热著于络中，气机阻遏不宣，若杂以调血之药，不惟于调气有妨，且更使湿热留连难去，此叶氏所以谓"轻药为稳"。

【方解】此乃足太阳、手足太阴经之药。吴氏之三仁汤，即本此方加减而成。方中用豆卷甘平以除湿热，白蔻辛热以散滞气。通草气寒味淡，利湿退黄；杏仁苦温，泻肺热而降气。猪苓甘淡而苦以行水；泽泻甘淡微咸以利湿。药取轻者，因轻药能入肺，肺主一身之气，气化则湿化，气行则络中之湿热自散也。

【按语】原文"一九日"三字，廖本作"已九日"，可从。

（十一）中风门

清邪凉血治偏枯法

【原文】入冬天暖，阳气潜伏，质瘦脂亏，禀乎木火。血液既少，内风暗动，遂致眩晕麻痹，陡然仆倒。水不生木，肝阳横逆，络血流行右阻，谓之偏枯。忌用攻风逐痰。清邪凉血，渐致其和。交节不反，原可扶病延年。

犀角（水牛角代）、羚羊角、郁金、玄参、连翘心、橘红、鲜菖蒲、川贝母。

【疏注】患者形瘦者，多属阴虚，而内火易动；体丰者，多属阳虚，而痰湿易生。今案中说“质瘦脂亏”，岂非阴虚之体，而内火易动乎？观下文“禀乎木火”一语更可证明。既属阴虚之质，血液又少，当此冬主闭藏之时，阳气本当潜伏，然天应寒而反暖，人身之阳能不随天之阳气上冒欤？人身之阳气，其所以随天之阳气上冒者，因其人精血素亏，不能养肝，以致肝阳偏旺。加以入冬天暖失藏，两阳相合，其势益张，故内风暗动，夹阳上冒，遂致眩晕麻痹、陡然倒仆，甚至络血流行右阻，而成偏枯证也。当此之对，如用攻风之药，则阴益耗；如用逐痰之品，则正愈伤。故叶氏叮咛勿用，乃以清邪凉血之品，使渐致其和。清邪则肝火自平，凉血则内风自息。火平风息，阴足阳潜，诸症自然向愈，此乃治本之道也。案末“交节不反，原可扶病延年”一节，言春为阳气上升之时，易引肝风内动，如交此节不反，则扶病延年，自可预料矣。

【方解】此乃手足少阴、足厥阴经之药。犀角（水牛角代）苦酸，羚羊角苦咸，同泻心肝之火；郁金辛苦，连翘心微寒，同清心经之热。生地黄甘苦微寒以凉血，玄参苦咸微寒以滋阴。泻心则火自平息，滋肾则肝得所养；泻肝则肝阳不致横逆，凉血则内风不再鸱张。然阴虚而肝风内动者，难免不夹痰上冒。故再加鲜菖蒲之辛苦而温者以开窍，橘红之辛苦而温，川贝之辛苦微寒者以祛痰。此方用治精血衰耗，不能养肝，肝阳横逆，眩晕倒仆，络血流行右阻之偏枯证，真面面周到。

【按语】原文方中无“生地黄”一味，廖本有“生地黄”，可从。

（十二）痢疾门

宣通气血治久痢、腹痛便脓法

【原文】里急后重，腹痛便脓，秘塞不爽，久延至冬，仍是肠滞不通，法当宣通气血。

紫菀、炒黑地榆、厚朴、制军、炒青皮、桔梗、炒黑楂肉、木香。

【疏注】里急后重，腹痛便脓，秘塞不爽，医者皆知作痢疾以治之。若久延至冬，证仍如故，治以宣通气血，则非常人所能。夫痢之起因，由于夏秋之间，湿热蒸灼气血为黏腻，以致里急后重、腹痛便脓。故治痢之初起，一般用苦寒之品以攻积清夺，足可却病。若久延至冬，正邪俱已衰减，虽有里急腹痛、便脓等症，尚堪用攻积清夺之法耶？此芩、连、大黄所以必当慎用，而立法处方所以较难也。今叶氏治此证，既不以治初痢实证之法施以大苦大寒，又不以治久痢虚证之法施以补兼固涩，立法乃宣通气血，此即唐宗海《血证论》所谓“调血则便脓自愈，调气则后重自除”。

【方解】此乃手足太阴、足厥阴经之药。紫菀辛温，润肺下气；厚朴苦温，平胃调中。炒黑地榆，苦酸微寒，涩以止血；炒黑楂肉，酸甘微温，行气散瘀。青皮辛苦，破滞气兼以疏肝；制军苦寒，通积滞无伤元气。木香辛苦，疏理三焦；桔梗苦辛，宣通气血。以上数味，使气血宣通，肠中滞散，而里急后重、腹痛便脓之久痢自然渐愈。

（十三）消渴门

滋阴泻火治渴饮不解之膈消法

【原文】渴饮不解，经谓之“膈消”，即上消证也。言必移热于肺，火刑金象。致病之由，操心太过，刻不宁静。当却尽思虑，遣怀于栽花种竹之间，庶几用药有效。

金石斛、生地黄、天冬、枣仁、人参、知母、柏子仁、玄参、生甘草。

【疏注】《素问·气厥论》说：“心移热于肺，传为膈消。”骆龙吉《增补内经拾遗方论》说：“心经有热，移之于肺，久久传变，熏蒸膈间，消渴而饮水也。”张隐庵说：“膈消者，膈上之津液耗竭而为消渴也。”（《内经素问合纂》）膈消之病，既有《素问》发明于前，又有骆氏、张氏阐述于后。今再经叶氏结合临床以探索致病之由，乃操心过度，刻不宁静所致。此语真发前人所未发。操心太过则心营必伤，心营伤则心火必旺。心火旺久之，肺被心火熏灼，津液被耗，此所以渴饮不解而成膈消证也。《素问》虽未比拟若“心移寒于肺，肺消”证之严重，然亦非短期所能治愈。盖《难经》有“脏病难治”之语。脏病所以难治者，因较腑病深也。叶氏有见于此，故嘱病者当却尽思虑，庶几用药有效。

【方解】此乃手足少阴经之药。生地黄、天冬甘苦大寒，泻火补水；枣仁、柏仁甘酸滋润，养心宁神。人参甘苦微凉，生津止渴；知母辛苦寒滑，泻火滋阴。石斛甘平以益阴精，玄参苦咸以补肾水。再加生甘草之甘平，泻心火而调诸药，则此方尽善矣。补水则肾水上济于心，火自不炎于上；泻火则心火下交于肾，热自不移于肺。养心则血生，滋阴则渴解。此方乃从《临证指南医案》补心丸化裁而成，去其温药，加入甘平苦寒之品，用治心移热于肺之膈消证，真良方也！

【按语】原文“必移热于肺”，廖本作“心移热于肺”，可从。

（十四）失血门

1. 守阴治阴络受伤法

【原文】阴络受伤，下午黄昏为甚，非治痢通套可效，大旨以守阴为法。

熟地炭、建莲、茯苓、五味子、赤石脂、泽泻、阿胶。

【疏注】《内经》说：“阴络伤则血内溢，血内溢则后血。”观此则知本案所说“阴络受伤”，乃血内溢而成便血之证。《素问·金匮真言论》又说：“日中至黄昏，天之阳，阳中之阴也。”午后既属阳中之阴，然本案之证，下午黄昏为甚者，其为阴虚不守明矣。案中说“非治痢通套可效”，则知前医必有以清热燥湿、调气行血之法试治。然岂不畏苦寒化燥，温燥伤阴，辛香耗气，行血而使血更伤乎？今以守阴为法，真可谓对证治疗。

【方解】此乃足三阴经之药。熟地甘温补阴，阿胶甘平养血。五味子五味俱备，敛肺滋肾而补虚；赤石脂甘温酸涩，止血固下而益气；泽泻甘淡以利湿，茯苓甘平以益脾。再加建莲者，因建莲甘温而涩，能补脾涩肠。此方乃本“都气丸”之义所化裁，方中补中有涩，涩中有通，通与补涩合用，治阴络受伤之证，愈后始无遗患。

2. 滋养少阴治嗽血法

【原文】胡朴庵，脉动于右，气热易升，阴不上承，能食不能充津液，入春嗽血不止。养少阴之阴，勿苦降碍胃。

鸡子黄、阿胶、生地黄炒、柏叶炒黑、麦冬、茜草。转方加天冬、抱木茯神。

【疏注】动脉为阳，右手之脉属气，故脉动于右者，必气热易升。气热所以易升者，由阴不上承也。少阴先天有损，非旦夕所可滋长，是以虽能食不能充津液。阴，指少阴，少阴虚，人身之气热随天之阳气上升，扰动肺络，故入春嗽血不止。《素问·四气调神大论》说："冬三月，此谓闭藏，水冰地坼，无扰乎阳。""逆之则伤肾，春为痿厥，奉生者少。"若夫本案之证非由冬三月，或因房劳伤肾，失其闭藏之职，入春则阳气上逆而何？治法养少阴之阴者，即治病必求其本之义；勿苦降碍胃者，因苦寒可以伤胃气也。果能如是，嗽血虽剧，焉能不止？

【方解】此乃手足少阴经之药。鸡子黄甘平以养阴，炒生地黄甘苦以补血。麦冬甘苦，清心润肺；阿胶甘平，滋肾养肝。茜草味酸气温，消瘀止血；柏叶气寒味苦，凉血补阴。转方再加天冬、茯神者，因天冬甘苦，能清心滋肾；茯神甘平，能补心安神。此方乃用《伤寒论》黄连阿胶汤加减而成。方中去黄芩、黄连、白芍者，因恐苦降以碍胃气。加入生地黄、天冬、麦冬、柏叶、茜草、茯神者，以其能凉血补阴，养心消瘀止血。由此观之，用古方者，尤当善于化裁，方乃古为今用也！

（十五）遗精门

填补阴精治少年形瘦肌槁遗泄法

【原文】脉细，右濡左数，少年形瘦肌槁遗泄，是知识太早，致精血难充。脐左动气，食减易饥，阴伤于下，渐延中宫。沉阴恐妨胃，刚补恐劫阴。男子精伤补阴，掺入柔剂温药，取坎中寓阳之意。

鹿角霜、龟腹甲、白茯苓、枸杞子、柏子仁、炙甘草、沙蒺藜、炒黑远志。

【疏注】脉细而数，乃阴虚之象。因肝肾阴虚，故细数之脉见于左；又因肝脉应于左关，肾脉应于左尺也。濡脉主阴虚，又主胃气不充。胃气不充，故濡脉见于右，又因胃脉应于右关也。形瘦肌槁，不应见于少年，其不应见而反见之者，因知识太早，情窦已开，欲念常萌，遗精时患，则肾失闭藏，无以养肝，故现脐左有动气；因“肝生于左”，肝之真气不藏，而发现于外之故。胃主纳，脾主化，脾强故易饥，胃弱故食减。然因胃弱纳少，亦影响脾无以为胃行其津液。脾胃俱病，饮食不营养肌肤，故形瘦肌槁。此阴伤于下，已渐延中宫。当此之时，如用阿胶、熟地黄之沉阴，宜于肾则妨于胃，服后恐食必更减；如用砂仁、半夏之刚燥，宜于胃则碍于肾，服后恐阴必更伤。立法欲求滋而不腻，温而不燥者，故只有填补阴精，掺温药于柔剂。

【方解】此乃手足少阴、足太阴、足厥阴经之药。鹿角霜甘温，补髓生精；龟甲甘平，滋阴益血；沙蒺藜苦温，以益肝肾；枸杞子甘平，以补肾精；远志苦辛而温，既补精又交心肾；茯苓甘温而淡，既利窍兼益脾阳。用辛甘清香之柏子仁，润肝肾又能舒脾；用味甘气温之炙甘草，补中宫兼和诸药。以上数味，益阴精不妨于胃，补脾胃不劫其阴。补任督则精液充，交心肾则遗泄止，仍不外《素问·阴阳应象大论》所谓“形不足者，温之以气；精不足者，补之以味”之旨也。

（十六）目疾门

凉肝滋液治目翳红赤法

【原文】形劳抑郁之伤，脉得左部弦劲，肝血胆汁已少，目翳红赤，治以凉肝滋液。

穞豆皮、菊花炭、谷精草、淡天冬、枸杞子、生地黄。

【疏注】“肝主筋”，形劳则伤筋，筋伤则肝亦伤。抑郁则肝气不疏，郁久而为热，热久则伤阴，加以形劳与抑郁相结合，岂不更使肝阴愈虚而肝火更旺乎？且肝脉应于左关，因肝阴虚，故脉见左部弦劲；肝在窍为目，因肝胆之火旺，故见目翳红赤。叶氏治以凉肝滋液。凉肝者，即泻肝之用；滋液者，即养肝之体也。

【方解】此乃足厥阴经之药。穞豆皮甘苦以除风，菊花炭甘苦以平木，即所谓泻肝之用；生地黄、天冬甘苦大寒，枸杞甘平，能补水滋液，即所谓养肝之体。加谷精草辛温轻浮者，取其入厥阴肝经以明目退翳，其功在菊花之上。阴足木平，则“肝得血而能视”，目翳红赤自愈矣。

（十七）内伤门

1. 从虚损门治寒热背冷、遇风嗽痰法

【原文】二十日来，以甘温益气养阴，治脾营胃卫后天，渐得知饥纳食。思疟痢致伤下焦，奇经八脉皆损，是以倏起寒热，背部畏冷，遇风必嗽痰。阳维脉无以维持护卫，卫疏则汗泄矣，从虚损门治。

人参、鹿角霜、沙蒺藜、补骨脂、茯神、鹿茸、枸杞炭、当归身。

【疏注】患者二十日来，既服甘温益气养阴之药，渐得知饥纳食，可见已无表邪。云“疟痢致伤下焦”，可见患疟痢已久而病已愈。表邪无，疟痢愈，何又见倏起寒热、背部畏冷、遇风嗽痰及汗泄耶？因督脉行身之背，总督诸阳。督脉阳虚，故背部畏冷。阳维，维络于身，与诸阳会，其为病在脉外。阳维不振，故倏起寒热。阳虚，卫外不固，故遇风嗽痰而汗泄。设庸医遇此，见倏起寒热、背部畏冷与汗泄而作太阳经证论治，见遇风嗽痰而作伤风论治。误施辛散，卫阳愈虚，其何以堪！孰知太阳之经证，全身皆恶寒，不独在于背；伤风之证，平时皆嗽痰，不必遇于风。果为是证，岂无舌白、脉浮之可凭乎？因叶氏于临证之际，未见此等舌苔、脉象，故案中不言，非故略也。后世医者，欲学叶氏治杂病虚损之长，于斯案不可不留意焉。

【方解】此乃奇经八脉之药。人参甘苦，入肺中而补元气；鹿茸甘温，入督脉而补阳虚。鹿角霜咸温，温中强肾；沙蒺藜苦温，补肾益肝。枸杞炭甘平以生精，当归身甘温以养血。骨脂辛温暖肾，茯神甘平补心。补气血，升督脉，滋肝肾，大补奇经之脉，阴阳皆顾，使阴平阳秘，精神乃治，尚患倏起寒热、背部畏冷、遇风嗽痰与汗泄耶？

2. 建中治咳逆经闭法

【原文】脉细，咳逆不得侧眠，肌消肉夺，经水已闭，食减便溏，久病损及三阴，渐至胃气欲败，药饵难挽。拟进建中法，冀得胃旺纳谷，庶几带病延年。

建中汤去姜。桂枝、炙甘草、大枣、芍药、胶饴。

【疏注】脉细，乃气血俱衰之候。咳逆而见脉细，知非外感而为内伤已明。且症见肌消肉夺、食减便溏，岂非中虚乎？既属中虚，则咳逆不得侧眠，乃水谷

之精气不能供养于肺；经水之闭，乃血之来源告匮。案中说："久病损及三阴，渐至胃气欲败，药饵难挽。"诚经验语也！拟进建中一法，即《难经》"损其脾者，调其饮食"之意。饮食增，脾胃旺，则肌消肉夺、便溏之患可瘳；"谷入于胃，乃传之肺"（《灵枢·营气》），则咳逆之症自愈；血之来源不断，则经水自行。若徒见咳治肺，见经闭而通经，于病有何益哉？

【方解】此乃足太阴经之药。成无已《注解伤寒论》说："建中者，建脾也。《素问·脏气法时论》曰：'脾欲缓，急食甘以缓之。'胶饴、大枣、甘草之甘以缓中也，辛润散也。营卫不足，润而散之，桂枝、生姜之辛以行营卫。酸，收也，泄也。正气虚弱，酸而收之，芍药之酸以收正气。"

【按语】成氏于小建中汤方义解释已详。叶氏用仲景小建中汤去生姜，治咳逆经闭、肌消食减等症亦当。去生姜者，因见脉细，久病已损及三阴，故不宜生姜之辛散。然以余管见，既症见食减、便溏、脉细，脾胃之阳气不足，方内之生姜可换以炮姜，因炮姜辛苦大热而能温中也。否则，恐白芍酸寒，有伤胃气。

附：验案1例

薛某，男，59岁，原为成都军区后勤部干部。1980年10月1日初诊。

主诉：咳嗽反复发作已几年。近几天来，咳嗽加剧，咳吐泡沫痰，胸满，饮食减少，口淡无味，形体消瘦，舌苔薄白、质淡红，脉缓无力，二便正常。此系中焦脾胃虚损夹痰饮所致，治宜建立中气，佐以祛痰之法，用小建中汤加味。

桂枝10g，炙甘草3g，白芍药15g，生姜4片，饴糖30g（蒸化冲服），大枣10g，法半夏10g。4剂。

10月6日二诊：患者服上方后，咳嗽大减，痰已减少，胸满减轻，饮食增加，舌脉如前。原方再进4剂。

俟后探访患者，自诉胸已不满，饮食显著增加，咳嗽偶尔发作1次。

【按语】本例之证，因脾胃虚弱，故现纳少、口淡无味、舌苔薄白、质淡、脉缓无力；因脾胃虚弱，饮食减少，无以长养肌肉，故现形体消瘦；因痰阻胸中，故现胸满与咳嗽。用小建中汤建立中气以治本，加入法半夏祛痰以治标。此胸满乃痰阻胸中所致，与"太阳病，下之后，伤胸膈之阳"所引起之胸满不同，故不忌白芍药之酸收，宜加入法半夏开郁降逆祛痰。因本例与叶氏前案之症状略有不同，故其处方亦因此而有小异。

（十八）妇人门

1. 调气宽中治产后脘中痞胀法

【原文】产后下虚，血病为多。今脘中痞胀，减食不适，全是气分之病。但调气宽中，勿犯下焦为稳。

生香附汁、苏梗、神曲、豆蔻、桔梗、茯苓。

【疏注】一般医者见产妇之病，未有不认为血虚，而作血虚论治。孰知产后亦有气分病乎？本案说“脘中痞胀，减食不适”，乃气分病也。以上之证，倘医者固执己见，不以辨证为务，漫施当归、熟地黄之类以补血，必妨碍胃气，胸中痞胀，其何以堪！而食减不适，岂不增剧？苟先以调气宽中之法，使脘中之痞胀消，则胃纳必增，胃纳增则“中焦受气取汁，变化而赤，是谓血”矣。否则徒补其虚，又何益之有？至于案末“勿犯下焦为稳”一句，与《伤寒论》“热入血室，无犯胃气及上二焦”之义相类似。不过彼言病在血分，不可妄治气分；病在下焦，不可犯及中上二焦。此言病在气分，不可妄治血分；病在中焦，不可犯及下焦为异耳。由此观之，医者于临诊之际，岂可不细辨其病之在气在血，与在三焦何部，即混投药物以施治欤？

【方解】此乃足阳明、手足太阴经之药。香附性平气香，用生者能上行胸膈，外达皮肤；紫苏气温味辛，用苏梗者则下气稍缓，虚人勿忌。豆蔻辛热，暖胃健脾；神曲辛甘，开胃行气。茯苓甘平淡渗，利湿健脾；桔梗苦辛而平，开胸利膈。以上数味，不外辛、香、甘、苦，调气宽中，使胸膈之气机升降自如，则脘中自豁然爽矣。

2. 通摄兼进治经来如崩、腰髀酸楚法

【原文】瘰疬从情志易怒而来，久郁气火燔灼，值产育频经，奇经八脉不固，阳乘脉动，经来如崩。《内经》谓“阴络伤则内溢”，脉来虚数，肌肉易热，阴乏不主内守，浮阳扰越外翔，形症及脉难用温暖之药。平昔饮酒，不喜甘味，滋腻徒然，参苓仅到中宫。凡经水必由血海而下，血海即冲脉。自述腰髀酸楚，其损已久奇经。考宋、元、明诸贤，大凡不受热药体质，必用震灵丹以固下，更佐能

入诸经之品，通摄兼进。

人参、茯苓、女贞子、天冬肉、旱莲草、炙草、当归（炒）、枸杞（炒）。

送服震灵丹[1]六十粒。

【疏注】女子产育频经，奇经八脉不固，宜矣。然倘不情志易怒，久郁气火燔灼，何致阳乘脉动，经来如崩乎？因气火燔灼，故阴络伤则血内溢。络伤血溢，其阴必虚，故脉虚数、肌肉易热。因血海空虚，奇经受损，是以腰髀酸楚。夫脉数，似为热象，然脉来虚数，则非真热，而为阴虚证矣。肌肉热，似为外邪，然肌肉易热则非外邪，而为内伤证矣。此证此脉，如药用温暖，则更伤其阴，恐阴必亡；如药用苦寒则伤其阳，恐阳亦亡。案中“平昔饮酒，不喜甘味，滋腻徒然，参苓仅到中宫”数语，可见前医已施参苓及滋腻之药。今叶氏于方内仍用人参、茯神、炙草之甘药者，盖血脱者益气，缘有形生于无形。用通摄兼进之法者，因非通无以入奇经而固八脉，非摄无以固脏真而敛浮阳也。所以“必用震灵丹，更佐能入诸经之品”者以此。

【注释】

[1]震灵丹：禹余粮（火煅醋淬，不计遍数，手拈得碎为度）120g，紫石英120g，丁头代赭石（如禹余粮炮制）120g，赤石脂120g。并作小块，入坩埚内，盐泥固济，候干，用炭10斤，煅通红火尽为度，入地埋二宿，出火毒。次用乳香200g（另研），没药200g（去砂石，研），五灵脂200g（去砂石，筛），朱砂100g（水飞过），共为细末，以糯米粉糊为丸，如鸡头实大。每服一丸，孕妇忌服。(《中国医学大辞典》)

【方解】此乃足太阴、厥阴、手足少阴经之药。人参甘苦，炙草甘温，二者合用，能补中焦；旱莲甘咸，女贞甘苦，二者同用，最益肝肾。天冬苦寒以滋肾，茯苓甘温以补心。枸杞甘平，助阳生精；当归甘温，补血润燥。此方甘咸、苦寒与甘温复用，并与震灵丹合服，能通能摄，则奇经八脉自固也。又震灵丹乃足阳明、厥阴及手少阴经之药。紫石英甘温，代赭石苦平，能养血镇逆；禹余粮甘平，赤石脂甘温，能固下止崩。朱砂甘凉，可清心热；五灵脂甘温，能止经多。没药苦平以止疼，乳香苦温以活血。养血镇逆，则阴守阳潜；固下涩经，则血不内溢。血活则诸痛止，心清则心气宁。此方用治本案奇经八脉不固，经来如崩之证，前方煎剂送服，正合拍也。

【按语】原文“其损已久奇经”，廖本作“其损已入奇经”；原文“灵震丹”，廖本作“震灵丹”，可从。原文中引《灵枢》“阴络伤则内溢”一句，“则”后宜添一“血”字，方与《灵枢·百病始生》的原文相符。

妇女血崩之症，其致病因素甚多，治法亦不一。叶氏用通摄兼进之法以治疗本案血崩之症，固属治法之一端，可为后世医中所效法。然医者遇本病时，除审证求因、辨证施治以外，还应采用民间验方，不可忽视。四川仁寿县鹤立公社名老中医黄文邦老师治血崩症的验方：叶子烟秆约一寸长，用任何一端均可，烧灰存性；棕榈皮6g，烧灰存性；乱头发6g，烧灰存性。以上3味共为细末，调匀，分作2次，温开水冲服。病重者，10余分钟服1次。血崩不止，可再如前法继续服此方。此方用叶子烟秆，因内含烟油，味辛气烈，烧灰存性则味辛微苦而涩，有止血不留瘀之作用。棕榈皮性平味苦而涩，能收涩止血；乱发味苦微寒，能补阴消瘀。二者烧灰存性，与叶子烟秆灰同服，止血力更强。

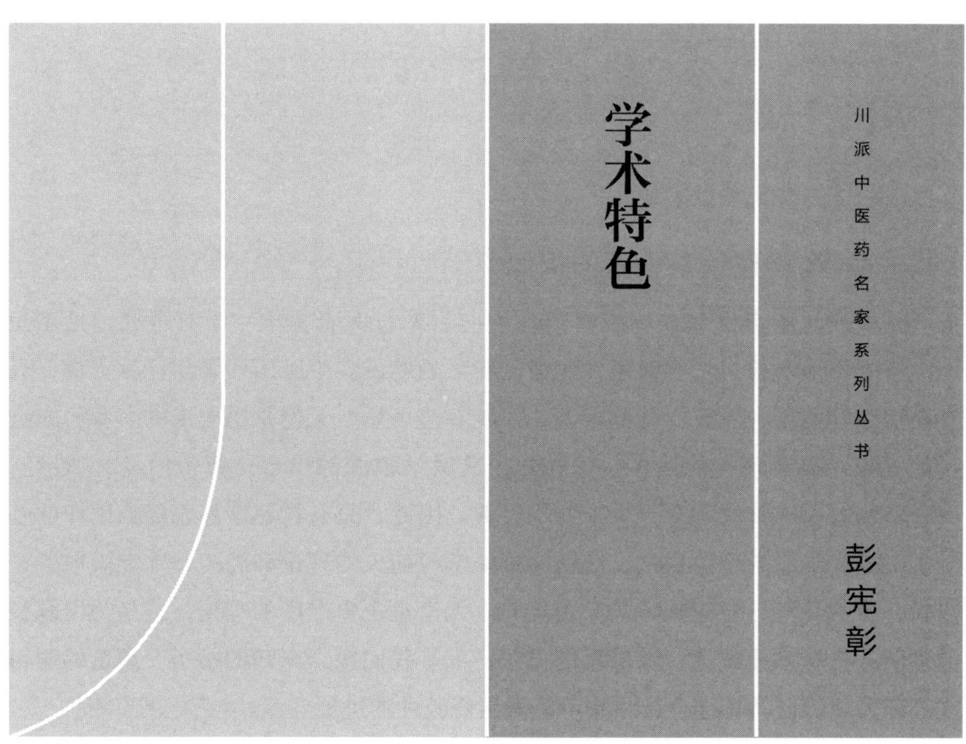
学术特色
川派中医药名家系列丛书
彭宪彰

一、传承经典，遵古不泥古

（一）经典理论是中医的根源

已故浙江省名医魏长春在其著作中向后辈行医者提出“学有根底，见多识广，才能博采众长，汇通诸家，化裁创新”的劝诫。中医历代著作汗牛充栋，只有在浩瀚的典籍中首先寻找到根源，才能有迹可循。无论是历史上的名家，或近代的大家，以及现存的诸多医家著作，其医学根源都出自《黄帝内经》《难经》《伤寒杂病论》《神农本草经》这四部经典。因此，只有在熟读静思经典著作的基础上，夯实丰厚的理论根基，广泛深刻地学习前人的理论和经验，才能汲取各家之长，尤其是学习各家独特的心得经验。无论是逻辑严谨的理论，或是另辟蹊径的创新，其思维的方式，及沿用的方法，都是我们探索未知的指引。缜密的逻辑推理与大胆的创新相结合，才有可能做出突破性的进展。

彭老师之所以在临床中能够做到辨证思维清晰，逻辑缜密，处方灵活，皆是源于其自幼熟读经典，积累了丰富的理论知识，故能每于辨证时都信手拈来，旁征博引。不仅如此，读彭老师的《伤寒六十九论》还可从中找到历代医家对某一观点的不同论述，可见对前人的观点，彭老师也不是一味地接受，而是经过思考、辨别后，选择性地接受。但是对于不赞同的观点，彭老师也没有采取忽略的态度，而是寻找旁证资料以证实其观点的谬误之处，以达到为后人解惑的目的。

对于经典的选择，除了四大经典著作外，从彭老师的著述中可以看出，选择与四大经典相关的著作进行学习，尤其是选择中医大家所著的疏证、类书，不仅有助于我们对经典的阅读，解开疑惑，亦能帮助我们了解当时的语言文字含义及成书时代所用的药物品种的鉴别。例如杨上善的《太素》、张景岳的《类经》，以及柯韵伯的《伤寒来苏集》、尤在泾的《伤寒贯珠集》等，都是对《伤寒论》注释与发挥具有代表性的著作，广受医家推崇。

除此之外，彭老师善于汲取前人的经验，这从其对于辨证的分析及方药的选择中即可窥见一斑。例如用填精补肾之法，采用六味地黄丸治疗头痛一案，因肾虚不能引太阳之气上行，下虚上实，而采用“虚则补之”的治法。可以看出，彭老师对于方药的运用，不仅限于对功效与主治的掌握，更是对组方用方原理的深刻把握，只有熟悉成方的由来，才能达到“法随证立，方从法出”的境界。

（二）中医重在传承

彭老师师承于仁寿县当地名老中医黄文邦，自幼刻苦学习，并将《伤寒论》《金匮要略》《神农本草经》《长沙方歌括》《医经精义》等医书熟读成诵，为其后来在学术上专于伤寒及杂病打下了良好基础。彭老师不仅仅是融合传统理论，更是为传统理论赋予新意。

彭老师极其推崇张仲景的学术思想，每于文中以“仲师”称谓。在继承仲师学术思想的基础上深研《伤寒论》，根据历代医家对本书的注释，对其中留有争论或疑问的地方，详细阐述自己的观点，汇成《伤寒六十九论》。在临床上，彭老师无论是对外感疾病或内伤杂病，都善于运用经方诊治并取得良好效果。彭老师运用经方治疗时，若病情符合原方所述证型，即径用原方；若是病情状况不同于原方旨意，亦或是有兼证时，也仅在经方的基础上加减三五味药物，且多选择一药兼顾数症的药物，或采用符合上述证型的两个或多个经方合用的办法，可见其对经方把握之精准。纵观彭老师每则医案的辨治过程，既有传承四大经典的理论，亦有吸收历代大家的观点。更难能可贵的是，彭老师还能跳出传统理论及方法的范围，进行理论与实践的创新性探索。例如用麻杏石甘汤治疗小儿遗尿症，填补了从肺治遗尿的理论空白，开临床先例，为探索遗尿症的脏腑相关性及治法研究提供了新的思路与线索。

彭老师治疗杂病，广泛吸收历代医家的临床经验，对现有疾病中过去未曾有记载的证型，或运用异病同治法，或仿照已有处方的配伍结构，自拟处方治疗，并将其中有效的方法及处方进行整理。在彭老师的医案中就能见到许多自拟方，这些自拟方大都未命名，而仅以治法代替，例如“自拟培土泻木，益气养阴，佐以利湿法”治疗泄泻、“自拟寒温并进，清热燥湿，祛瘀解毒法”治疗痢疾等。

（三）学贵不泥，用贵变通

赵金铎老师于《精在明理，知在成行》一文中，总结自己一生学用中医的感悟——学贵不泥，用贵变通。这八个字同样也是对彭老师数十年从医生涯的最好诠释。从彭老师的《伤寒六十九论》和《叶氏医案存真疏注》这两本著作中就可以看出，其不但学识宽广，治学严谨，而且思维灵活，能跳出传统的理论框架，提出新的观点，并且进行大胆地尝试。

在《伤寒六十九论》中的引证、注释，既有"以经解经"的注释，亦有用形象比喻来阐释经文之原意。彭老师本着为后来人扫清阅读障碍的目的，所选字词、语义皆为浅显易懂的经文，部分引证中还加以自己的见解。阅读此类论述时，无不感受到彭老师深厚的文字功底及独特的语言魅力。

在彭老师的医案中，还有不少众医会诊时的珍贵记录。不管在场医生地位、名声的高下，彭老师都客观地记录与评判，并且阐释自己的观点，当大家意见达成一致后，再共拟处方。彭老师于前医误治后，或众医意见各异时，往往能够提出新的诊疗思路，令人信服的同时亦取得良好疗效，这些正反映出彭老师学术上"学贵不泥，贵在变通"的特点。

二、学习经典，先明训诂

（一）逐字研读经文本意

古人限于印刷水平，为后人留下只言片语是非常困难的。因此，能得到世人公认而不断翻印传世的作品皆为精品，称为经典。古人在传统文化影响下，治学非常严谨，经典要想得到一世公认，不仅要在实用性、创新性方面极具特色，开一科之先风，且在遣词用句方面也要精炼优美。经典创作者根据所处时代的文辞用语习惯和写作目的，逐字推敲凝练，一字不易，成不刊之论，方能传世不朽。由于古人教育从音韵训诂入手，字词凝练斟酌是影响一生的习惯，这种习惯有时甚至近于苛刻，故有"吟安一个字，拈断数茎须"之说。经典在流传过程中，因缺乏条件，很少有印刷成品，从而形成了许多"抄本"。后人在抄写、钻研经典时，对字词进行批注、修改，从而使经典更加凝练，但也可能会改变经典原貌，甚至出现错误。因此，学习经典时必须加以判别和研究，必须忠实于作者本意和当时环境，重视文字研究，根据训诂学知识，只有从逐字逐句研究文字入手，才能对经典文义有清晰明澈的认识。否则，文字研究不深，字面意义尚未明确，便去研究经典蕴含的深意，就有可能出现差误。

彭老师家学渊源，传统文化功底深，对文字的重要性有深刻的认识，反复强调阅读经典应字字斟酌推敲，从而发现隐在字词之间的仲师深意。在彭老师的著作中，经常采用训诂学的研究方式来解释经典。读字明本意，是彭老师研经的学术特点。

1. 重视字词的本意

以彭老师释《伤寒论》第 155 节为例。《伤寒论》太阳病篇第 155 节曰："心下痞，而复恶寒汗出者，附子泻心汤主之。"彭老师将其与《伤寒论》太阳病篇第 1 节"太阳之为病，脉浮，头项强痛而恶寒"做了文字对比。第 1 节中的"恶寒"是说外感初起的症状，与第 155 节所述的汗已出，恶寒已罢，又再次出现的恶寒症状，有虚实之别。所以前面第 1 节只说"而恶寒"，是新感恶寒，恶寒为实证；本节便说"而复恶寒汗出者"，是已经发过汗，再次复感恶寒，说明正气未复。二者之间多一个"复"字，经文的意义便大不相同。因此，彭老师建议读者："读仲师本论，对每一字每一句都不可草率读过。"

2. 重视字词的隐含之意

经典之行文，有时喜将一些精深之处隐于文中，留待细心者去发现。这些往往就体现在几个关键字词中，学习经典时必须仔细阅读，逐字体会，方能寻得其中的奥妙。故彭老师赞云："仲师文法，措词精简，读者须善会文意。"以经文第 231 节为例，原文（《伤寒论》阳明病篇第 231 节）曰："阳明中风，脉弦浮大而短气，腹都满，胁下及心痛，久按之气不通，鼻干不得汗，嗜卧，一身及目悉黄，小便难，有潮热，时时哕，耳前后肿，刺之小差，外不解，病过十日，脉续浮者，与小柴胡汤。"彭老师认为，本节说"外不解"，表明阳明中风证尚未痊愈；接下来又说"脉续浮者，与小柴胡汤"，从"续"字分析，已隐寓上文"弦大"的脉象在内。因为脉出现"弦浮大"象，加之有耳前后肿等症，所以与小柴胡汤。

第 232 节"脉但浮，无余证者，与麻黄汤。若不尿，腹满加哕者，不治"承接上条，"脉但浮"说明原本弦而浮大的脉象现转变为浮脉；"无余证"说明少阳、阳明证不明显，而以太阳表证为主，故可用麻黄汤解表散邪。此两节与第 37 节的"脉但浮者，与麻黄汤"有相似之处。彭老师分析这两节，认为"经文第 232

节是承上文第 231 节而来的，与本论第 37 节的两节文法相类似，所以第 37 节与第 231 节应当作一节读”。

再有，彭老师以小柴胡汤证一节为例，告诫读者需要逐字领会经文含义，才可识得经文本意。经文第 229 节描述阳明病发热，小便可，大便溏，并见胸胁满而不减的症状。从本节“不去”二字分析，少阳经应有邪气久留，犹如家中客来，流连不去的意思，说明“胸胁满”已不是新有的症状。因而彭老师强调“读仲师本论，必须领会他言外的意思”。

3. 从语法结构分析句意

彭老师在“论肝乘脾与肺”一篇中，认为《伤寒论》有关肝乘肺的经文中存在倒装结构。经文第 109 节：“伤寒发热，啬啬恶寒，大渴欲饮水，其腹必满，自汗出，小便利，其病欲解，此肝乘肺也，名曰横，刺期门。”彭老师认为“汗出，小便利，其病欲解”，是倒装句法，应放在“刺期门”的后面。《伤寒论释义》（原成都中医学院主编）本节注：“发热恶寒似太阳证，大渴腹满似阳明证，但发热恶寒不见头项强痛，大渴腹满而无潮热便秘，自与太阳、阳明有异，而是由于肝邪乘肺的关系。”肺主皮毛，肝主疏泄，肝气不疏，上扰肺窍，则毛窍闭塞，故见发热恶寒；肝属木，木火刑金，肺经受热，津液劫烁，见渴欲饮水；肺通调水道，其功能失常，故而小便不利而致腹满。本证为肝旺乘肺，肝侮其所不胜，因而曰“横”。再则，“横”为《伤寒论·平脉法》“火行乘水，木行乘金，名曰横”的互文。可采用针刺期门以泻肝邪的治疗方法，刺后肝邪得泄，肺不受侮，则毛窍通畅，故见汗出；肺不受侮，其通调水道功能恢复正常，故小便利，本证可解。

（二）重视经文中的文字省略

彭老师研读《伤寒论》，不仅基于历代大家的注解，更凭借自身深厚的文字造诣，从深奥的字词之中还原经文原意，用充分的举证，旁征博引地进行阐释，以白话文方式再次注释与发挥，以利于后学者参考学习，从而传承仲师之意。彭老师研经反对死守经文，不能将眼光仅仅局限于一条经文或一个经方之上，而是强调将经典多次正读、反读、跳读，直至能前后贯通，领会经文之间的内在联系，尤其要善于发现经文中的省文，有助于加深对经文联系的理解。

1.“脉缓”及“脉阴阳俱紧”的省文

彭老师在《伤寒六十九论》中多次提出《伤寒论》中文字省略的话题。例如：在有关脉象的讨论中，太阳病篇的“脉浮”“脉阴阳俱紧”就存在省文现象。彭老师认为“脉缓”为“脉浮缓”的省文，“脉阴阳俱紧”为“脉阴阳俱浮紧”的省文。

《伤寒论》太阳病篇第 2 节：“太阳病，发热，汗出，恶风，脉缓者，名为中风。”彭老师认为对其中“脉缓”二字的解释，历代注家中以方有执与汪琥比较精当。方氏认为：“缓，即下文阳浮而阴弱之谓。”(《伤寒论条辨》) 汪氏认为：“脉缓，当作浮缓看。”(《伤寒论辨证广注》) 彭老师赞同上述的解释。因《难经・五十八难》言：“中风之脉，阳浮而滑，阴濡而弱。”《金匮要略・脏腑经络先后病脉证》言：“风令脉浮。”又《伤寒论》太阳病篇第 1 节说：“太阳之为病，脉浮。”后第 12 节有“太阳中风，阳浮而阴弱”的描述。由此，彭老师认为，第 2 节的“脉缓，不说浮缓，是为了省文的缘故”。

同样第 3 节说：“太阳病，或已发热，或未发热，必恶寒，体痛，呕逆，脉阴阳俱紧者，名为伤寒。”其中的“脉阴阳俱紧”，不说俱浮紧，也是与本节的脉缓同一个意义。

2.“但满而不痛”的省文

经文第 379 节：“伤寒五六日，呕而发热者，柴胡汤证具……若心下满而硬痛者，此为结胸也，大陷胸汤主之。但满而不痛者，此为痞，柴胡不中与之，宜半夏泻心汤。”彭老师认为本节“若心下满而硬痛者”一句，是承上文“柴胡汤证具”而来，以表示结胸证的心下满而硬痛，与柴胡证的胸胁苦满不同。下文“但满而不痛者”一句，又是承上文“若心下满而硬痛者”而来，以表示痞证的心下满，以按之腹软为特点，与结胸证的心下满具有硬痛的特点不同。因此，“但满而不痛”句应是但“心下满而不痛”，“但”字后，没有“心下”二字，是为了省文的缘故。

3. 白虎加人参汤证中“大汗出”“脉洪大”的省文

经文第 168 节曰：“伤寒若吐若下后，七八日不解，热结在里，表里俱热，时时恶风，大渴，舌上干燥而烦，欲饮水数升者，白虎加人参汤主之。”第 169 节曰：“伤寒无大热，口燥渴，心烦，背微恶寒者，白虎加人参汤主之。”第 170 节曰:“伤寒脉浮，发热无汗，其表不解，不可与白虎汤。渴欲饮水，无表证者，白虎加人参汤主之。”彭老师分析第168节“时时恶风”与第169节的“背微恶寒”为同一个意义，即为《素问·脉解》“阳明所谓洒洒振寒者……阳盛而阴气加之，故洒洒振寒也”的译文。阳明为水谷之海，故阳明经为多气多血之经，卫气强，可抗邪发热，故见表里俱热，外见微恶风寒，内有口渴欲饮水。

白虎加人参汤的适应证为“烦渴饮水，大汗出，脉洪大”，而上述三节均未有“大汗出，脉洪大”的见证。彭老师基于第26节“服桂枝汤，大汗出后，大烦渴不解，脉洪大者，白虎加人参汤主之”；第219节又提出“三阳合病……若自汗出者，白虎汤主之”。认为上述三节原文中未注明“大汗出”与“脉洪大”，都是为了省文的缘故。

第170节白虎汤的禁忌证为“脉浮”，故可推出其适应证是“脉洪大”；禁忌证为“无汗”，故“大汗”应为其适应证。吴鞠通于《温病条辨·上焦篇》第9条提出白虎汤的禁忌证:“白虎本为达热出表，若其人脉浮弦而细者，不可与也；脉沉者，不可与也；不渴者，不可与也，汗不出者，不可与也……”可与此互参。

三、精研寒温，擅治杂病

（一）对伤寒学术的见解

彭老师的《伤寒六十九论》，虽只有六十九篇，却亦沿用太阳经→阳明经→少阳经→太阴经→少阴经→厥阴经的写作提纲，符合外感病的一般传变规律。同时，又根据《伤寒论》原书阐述的六经病证的具体内容，选择以六经的正传、异传为写作体例。彭老师对《伤寒论》中有关六经脉象、舌象，以及汗法的禁忌证等部分提出了鉴别方法，对书中的一些未言明部分也做了阐述。

1.《伤寒论》的辨证提纲

（1）阴阳为辨病的总纲

阴阳五行是人们通过对自然界运动变化的长期观察与认识，随着我国古代自然科学知识的积累和发展，逐步从天文、气象、历算等学科中总结出来的、带有哲理性的、认识自然的基本法则。《内经》吸纳并发展了古代哲学流派中的主要学说，以之建构自己的理论体系，形成了中医学特有的阴阳五行认识论和辩证法。其以万物本源于气为基础，通过研究气的运动转化规律来认识和解释宇宙万物，分析和论证人体的生理、病理、养生、辨证、治则、治法和组方用药等。其内容相当丰富，贯穿于中医学理论体系的各方面。《内经》的绝大部分篇章都运用了阴阳学说和五行学说来探讨、分析、归纳人体的生理活动和病理变化，使之成为中医理论体系的有机组成部分，对中医学理论研究和临证实践具有重要的指导意义。

《内经》为了表示出阴阳双方量的变化，引进了太少阴阳和三阴三阳的模式。太少阴阳多次用于说明五脏，如《灵枢·阴阳系日月》说："心为阳中之太阳，肺为阳（原本作"阴"，误）中之少阴，肝为阴中之少阳，脾为阴中之至阴，肾为阴中之太阴。"少为初生，太为盛极，显示了量的差异。三阴三阳模式，多用于说明六气六经的关系，并直接为经脉命名：一阴为厥阴，二阴为少阴，三阴为太阴；一阳为少阳，二阳为阳明，三阳为太阳。此三阴三阳也表示量的差异，更突出了阴阳双方在消长运动中的渐变过程。

张仲景在其《伤寒论》序中曰："勤求古训，博采众方，撰用《素问》《九卷》《八十一难》……思求经旨，以演其所知。"《素问》赫然在列。由此可知，《伤寒论》所采用的六经分证模式，必然与《内经》引入的太少阴阳和三阴三阳模式有着密切的联系，甚至是直接承《内经》而来。

《伤寒论》经文中尚有多处反映出与《内经》的相承性，彭老师对此也做了分析研究。如彭老师认为经文第 7 节"病有发热恶寒者，发于阳也；无热恶寒者，发于阴也"(《伤寒论·太阳病篇》)，为辨别疾病阴阳的总纲。经文中"发热恶寒者，发于阳也"指外感后，正气不衰可与邪争，故见发热；六淫袭表，外有表证，症见恶寒。"无热恶寒者，发于阴也"指外感后，邪气盛，正气无力抗邪，故未见发热；而表证未除，故仍有恶寒。由此可以看出，"恶寒发热"不仅是鉴别表证有无，亦是鉴别正气盛衰的征象。彭老师根据《素问·阴阳应象大论》"阳胜则热，阴胜则寒"为辨别疾病阴阳、寒热的大纲，认为仲师的《伤寒论》第 7 节乃发挥《内经》的宗旨，为"辨别疾病阴阳的总纲领，开后世八纲辨证的先导"；这句经文亦是六淫之邪侵犯人体，太阳经开始患病，未经发汗以前，以有热无热分辨阴阳的法则。

（2）发汗后，寒热为辨病证虚实的提纲

彭老师在《伤寒六十九论》的第一篇中，就以《伤寒论》原书第 7 节为辨别疾病阴阳的总纲，而在其后的第 20 篇中，又阐述了汗后以辨别寒热的虚实为提纲。彭老师分析经文第 70 节“发汗后恶寒者，虚故也”一段，是承接第 68 节芍药甘草附子汤证“不恶寒，但热者，实也”而言的，同时与第 185 节、第 248 节相呼应。本节为太阳病发汗以后，以恶寒与发热分辨虚实的法则：发汗后，汗出则阴液有所耗损，卫气抗邪，腠理开，汗出本身亦会导致汗孔的开启，加剧阴液耗损，故里虚；此时应有恶寒，反出现发热，是邪气未能全部经汗出表，而内陷入里，与正气交争于阳明，故发热；此处的太阳病未解，传入阳明经化热而得，应是恶寒为虚证，发热为实证。故本节为发汗后，辨别疾病虚实之大纲。

2.《伤寒论》中脉象的讨论

在《伤寒论》一书中，有的条文有较为详细的脉象描述，有的条文中未见脉象记载，有的条文中脉象记载较为笼统，后人在研读中都给予了补充与发挥。对这些注释，有人赞同，亦有人持反对意见。鉴于此种情况，彭老师对脉象描述有争议的地方展开了讨论，并提出自己的意见。

（1）脉象的“阴阳”所指不同

《伤寒论》太阳病篇第 3 节中有“脉阴阳俱紧”一句，柯韵伯在《伤寒论注·太阳脉证》中指出：“寒则令脉紧，阴阳指浮沉而言，不专指尺寸也。”认为此处的“阴阳”是指脉的“浮沉”，不是就“尺寸”而言。然而，陈修园的《伤寒论浅注》却认为此处的“阴阳”是指脉的“尺寸”而言。彭老师就上述两位注家的注释提出：“古人言脉，有以尺寸分阴阳，有以浮沉分阴阳。”例如《难经·二难》“从关至尺是尺内，阴之所治也”，认为脉从关到尺属阴；《难经·三难》“关之前者，阳之动”，认为关脉之前为阳。此二句便是以尺寸而分的阴阳。又《难经·四难》有：“浮者阳也，沉者阴也，故曰阴阳也。”认为脉位浮为阳，位沉为阴，这便是以浮沉而分的阴阳。《伤寒论》太阳病篇第 3 节所说的“阴阳”，根据第 1 节总纲“太阳之为病，脉浮”及第 55 节“伤寒脉浮紧”二句来推测，可知其主要是指浮沉而说。因此，彭老师经过分析后认为，柯氏所注比较正确。

但是，脉之“阴阳”所指，其实并非一端。这不仅是历代医家分歧之处，经文在运用“阴阳”言脉时，不同条文也有不同的意义。其根源在于“阴阳”本身就是一种抽象概念，数之可百，散之可千，乃至无穷可分。即使就脉象而言，“浮沉”可为“阴阳”，“尺寸”可为“阴阳”，“滑涩”可为“阴阳”等。因此，某条经文中脉之“阴阳”具体何指，只能从语境、病证特点及注解中比较和推求，不能执于一端，泥于一条，此所谓“活学”经典。

彭老师在解释第 3 节“脉阴阳俱紧”时，敷畅经义之后，特别增加一句：“但是，本论第 6 节‘脉阴阳俱浮’的阴阳，又是另指尺寸而说了。”既是照应后文，也可见彭老师之用心。其后，即以“温病提纲不说脉象，而风温病说脉阴阳俱浮，其理由何在”为题，详细对前文所留伏笔进行了解释。彭老师认为，《伤寒论》所指之“伤寒”，即《难经·五十八难》中“伤寒有五”之广义伤寒。因此，经文中之六经各证均非只有寒证，太阳篇中更是立风、寒、温三证提纲。所以对前面的中风说“脉缓”，似即《难经》“中风之脉，阳浮而滑，阴濡而弱”的意思；对前面的伤寒说“脉阴阳俱紧”，似即《难经·五十八难》“伤寒之脉，阴阳俱盛而紧涩”的意思；第 6 节的温病不说脉象，又似《难经·五十八难》所说“温病之脉，行在诸经，不知何经之动也，各随其经所在而取之”的意思。这是因为仲师当时治温病，仍从六经辨证的缘故。况且温病的病情变化较快，与中风、伤寒不同，难以一定的脉象规范之，所以仲师独于温病提纲中不举出脉象。又因为本节的风温、湿温病误治后的坏证，与后世医家所说的外感风温不同，它的热象当更重于温病。例如身灼热，重于温病的发热；自汗出，身重，多眠睡，鼻息必鼾，语言难出，重于温病的口渴。正因为见到它的证和脉与热病没有多大的区别，所以仲师在本节提出“风温为病，脉阴阳俱浮”。脉阴阳俱浮，似即《难经·五十八难》“热病之脉，阴阳俱浮，浮之而滑，沉之而散涩”的意思。由此可见，本节的“阴阳”二字当是指尺寸而说，与本论第 3 节“脉阴阳俱紧”的阴阳，是指浮沉，而不专指尺寸，两个意义就有所不同了。

（2）论太阳病传变脉象

《伤寒论·太阳病篇》第 4 节言：“伤寒一日，太阳受之，脉若静者，为不传；颇欲吐，若躁烦，脉数急者，为传也。”以脉症表现作为判断太阳病是否传变的依据。历代注家对本节“传”字的解释，有两种不同的意见：①陈修园在《伤寒论浅注》中解释本条曰：“颇欲吐者，即少阴欲吐不吐之见症。若兼见足少阴之躁，手少阴之烦，诊其脉数急而不安静者，乃病太阳之气，中见少阴之化，为传也。”认为恶心欲吐症状为少阴证，若兼见烦躁症状，且诊其脉象表现为数急，是太阳经证出现少阴见症，是太阳病发生传变的表现。②承淡安在《伤寒论新注》中解释为：“脉浮病在阳，故曰不传。如脉中带数，则病已趋入阳明；如浮中带急，急者如张弓弦，则病已趋入少阳，故曰传也。”认为若为浮脉，说明证脉一致，病在太阳经；若脉象表现为数脉，说明病已传入阳明经；若脉象为浮中带急，且“急者如张弓弦”，则说明病已传入少阳。彭老师认为，以上两种解释都可以作为我们的参考。因为疾病可以循经传，从太阳经传入阳明经；若从越经传来，亦可传入少阳经；又因太阳与少阴相表里，病情又可传入少阴经。彭老师在此基础上，认为太阳病传变时脉象的总表现为“数急”：脉中带数，表明病已趋入阳明；若浮中带急且急如张弓弦，表明病已趋入少阳；若见“欲吐”症状，且“诊其脉数急而不安静者”，表明病情传入少阴。彭老师对《伤寒论》本节的行文方式总结言：“仲师在本节没有指明病已传到某经，这是教导后世医生必须临时结合本经的‘症候群’来决定的缘故。”

（3）论太阴中风的脉象

经文第274节曰：“太阴中风，四肢烦疼，阳微阴涩而长者，为欲愈。”指出太阴中风欲愈证脉象表现为浮取脉微，沉取脉涩，虽有四肢烦痛的症状（由于脾主四肢，又为诸阳之本，脾虚中风，脾阳与邪气相搏，故四肢气血运行不畅），但从脉象表现可知此证是轻证。因外受风邪，脉象当浮，今脉象浮取见微，说明受邪轻浅，外邪欲解；沉取脉涩，说明脾气虚且夹有湿邪；脉象由涩转长，说明正气来复，邪气将去。彭老师根据《素问·六微旨大论》“阳明之上，燥气治之，中见太阴……太阴之上，湿气治之，中见阳明”，以及《伤寒例》中“尺寸俱长者，阳明受病也”，认为本节所描述的太阴中风阳微阴涩的脉中又见阳明的长脉，是太阴的湿气，已得阳明燥气之化，所以这是疾病将愈的先兆。

（4）论少阴病的脉象

彭老师认为经文第281节所言少阴病“脉微细”，即《难经·七难》“少阴之至，紧细而微”的译文，虽然本节的描述未说“紧脉”，但经文的原意仍应有脉“微、细、紧”三种脉象；再有本节中所言的“但欲寐”与《灵枢·经脉》“是肾所生病者……嗜卧”，以及《灵枢·寒热病》“阴气盛则瞑目”所言内容一致，可知此处的少阴病为少阴肾经所生之病。由此推知，其脉象也应含有肾脉的特点。清代张拱瑞在《伤寒会参》中注："肾脏之气发生为卫气，与荣血同行，肾病则所生之卫气不足，故脉微。心又藏神，肾又藏志，心血少而神疲，肾气少而志弱，神不振而志难立，是以但欲寐也。"由此可知，少阴主心与肾，心为生血之脏，肾为生气之根。心肾相交，心血不足，则肾气弱，故见但欲寐、脉紧；心血不足，则脉道不充，故亦见脉细且微。以此推之，少阴病的脉象应为紧、细、微，并伴见欲寐之症。

（5）论少阴亡阳脉阴阳俱紧

彭老师总结历代注家对经文第 283 节中"脉阴阳俱紧"的注释，认为此处对"阴阳"的注释主要有两派意见：一是以陈修园为代表，认为少阴病脉象的阴阳是就浮沉而言的，其脉象表现为浮沉俱紧，此种脉象是因少阴本已有寒，而又复受外寒的表现；其二是以汪琥的意见为代表，认为少阴病脉象的阴阳是尺寸脉象而言。彭老师结合《难经・七难》中所言少阴病脉象表现为紧细而微，认为本节的脉紧与第 281 节的"脉微细"，都是阐发《难经》的意旨，故可推知本节的"阴阳"二字，已不是指的浮沉，而是指肾经所主脉象。结合《难经・十八难》将脉象分为寸关尺三部，其中寸部反映头胸疾病，关部反映膈下至脐间疾病，尺部反映脐间至足部的疾病；以及《难经・二难》所言"从关至尺是尺内"属阴，"从关至鱼际是寸内"属阳；且本节除汗出的症状以外，咽痛与吐是病在上，自利是病在下，同时少阴又主心与肾，部位一上一下，所以脉当应于尺寸，与《难经》上述的诊法是符合的。再有，根据《伤寒例》所说少阴受病尺寸脉俱沉，可见本节的"脉阴阳俱紧"，是指尺寸而言，不同于第 3 节的"脉阴阳俱紧"。第 3 节脉象以浮沉而分阴阳，本节是以尺寸而分阴阳，两种不可混为一谈。第 3 节是太阳经外感寒邪，所以出现浮沉俱紧的脉象；而本节是少阴经寒邪直中，所以出现尺寸脉象沉紧的现象。因此，彭老师表示同意汪氏所说，认为其论点与经旨相合。

（6）论三阴中风欲愈证的脉象

三阴经的中风欲愈证，厥阴证（第 327 节"厥阴中风，脉微浮为欲愈，不浮为未愈"）着重在"浮"脉上；太阴证（第 274 节"太阴中风，四肢烦疼，阳微阴涩而长者，为欲愈"）着重在"长"脉上；少阴证（第 290 节"少阴中风，脉阳微阴浮者，为欲愈"）着重在"阴浮"上。三阴经与三阳经互为表里，经络相通，

"长"与"浮"是阳经的脉，病在三阴经而现阳经的脉象，是病邪由阴出阳，从深出浅，即《伤寒论·辨脉法》所谓阴证而见浮大数滑的阳脉，虽脉症不相符，但就伤寒而言，正如《素问·热论》所说"大气皆去，病日已矣"。三阴证的中风欲愈证脉象，皆由三阴证本证脉象的沉、微、紧象，转变为在表的浮象，是病邪出表，由深及浅，正气来复，祛邪外出的表现。

3. 对《伤寒论》的注释提出见解

（1）对语义模糊的注释，进行讨论与完善

陈修园在《伤寒论浅注》中对经文第 1 条"太阳之为病，脉浮，头项强痛而恶寒"解释说："太阳主人身最外一层，有经之为病，有气之为病，主乎外，则脉应之而浮。"彭老师认为，陈氏所谓"经之为病"，即指外界邪气初犯太阳时，经脉循行受阻所反映出的症状，所以出现"头项强痛"；所谓"气之为病"，即指外界邪气初犯人体肌表的时候，卫外之阳气被扰所反映出的症状，所以现"恶寒"。而"脉浮"是太阳经病和气病共同反映出的脉象，因为邪气侵犯体表，正气向外抗邪，所以脉应手而现浮。但无论是"太阳经之为病"，或"气之为病"，都由人体抵抗力弱，不能适应外界气候的变化所引起。正如《灵枢·邪气脏腑病形》所说："诸阳之会，皆在于面，中人也，方乘虚时及新用力，若饮食汗出，腠理开而中于邪。"故彭老师感叹曰："虽然外界邪气是人体致病的因子，但只要我们加强身体锻炼，并且注意预防，尽量不使外界邪气侵入太阳的第一关，而外界的致病因子，又其奈健康的人体何？"可见彭老师不仅赞同陈氏有关太阳病提纲所做的注释，更是进一步提出"外感邪气"只是外因，我们要有"未病先防"的思想观念，要加强锻炼身体，以达到"正气存内，邪不可干"（《素问·遗篇·刺法论》）的目的。

（2）对不赞同的注释，阐述自己的观点，并加以论证

彭老师不仅引证后世注释以支持自己的观点，同时也时常对后世注释中存疑的部分加以引用和点评，并引其他注家来比较，从而引起学者的思考。如对于《伤寒论》太阳病篇第 79 节"伤寒下后，心烦腹满，卧起不安者，栀子厚朴汤主之"一句，陈修园在《伤寒论浅注》中解释为："伤寒下后，多属虚寒，然亦有邪热留于心腹胃而为实热证者。热乘于心，则心恶热而烦；热陷于腹，则腹不通而满；热留于胃，则胃不和而卧起不安者，以栀子厚朴汤主之。"认为误下后，

患者虽多出现虚寒证，但有可能因邪热留滞于心、腹、胃而出现实热证，表现为烦躁、腹满、失眠等症状，此时可用栀子厚朴汤治疗。彭老师认为陈修园关于此句的分析“病机欠明，似嫌笼统”。而柯韵伯的注释“心烦则难卧，腹满则难起，起卧不安，是心移热于胃，与反复颠倒之虚烦不同”，彭老师评价其“似倒因为果，不甚满意”“柯氏未将病机解释完整，只从此证的症状入手，认为心烦会导致难以入眠；腹满则难起；而起卧不安，则是心移热于胃，是实热，与心烦虚热不得眠的虚烦有所不同”。彭老师分析其二者的注释，并给予点评，表示更为赞同曹颖甫的注解，认为曹氏对病机的分析非常清楚。曹氏认为栀子厚朴汤证是伤寒误用下法后，出现心烦腹满、眠卧不安的症状。因于湿热余邪留滞于胃肠，湿热上扰则心烦；湿热壅阻于腹，肠间气机欲下行而不得，故而导致眠睡不宁。

再有，唐宗海《伤寒论浅注补正》中注释经文第 141 节“病在阳，应以汗解之，反以冷水潠之，若灌之……”认为“潠”是外浇冷水，“灌”是内饮冷水，导致内热遇冷而不能出亦不能深入，故止于肌肉之间，烦躁更甚。彭老师认为，唐氏对本节“若灌之”的“若”字和“灌”字，都没有仔细考究。他赞同汪琥对本节的“潠”与“灌”的解释。汪氏注云：“潠，以口含水喷也。若灌之，灌者，浇也，灌则更甚于潠矣。”汪氏认为邪热在表，可用汗法祛邪，但是却采用冷水清热的办法，导致表热被劫，阳邪无出路，故热反不去；邪热不去，烦热就更甚于未用冷水治疗之前。彭老师指出，汪氏未对“若灌之”的“若”字做注解，故补充本节两“若”字的含义，认为前一个“若”字，应为“或”的意思，与《伤寒论》第 4 节“若躁烦”的“若”字同一个意义（陆渊雷《伤寒论今释》第 4 节注释）；后一个“若”字，应作“假若”解，与《伤寒论》第 15 节“若不上冲者”的“若”字同一个意义。

4. 以主次矛盾辩证法，阐释标本缓急

中医治法中有标本缓急的治疗原则，彭老师在对经文语义的阐释中，采用矛盾关系进行阐述。主要矛盾和次要矛盾在不同病情条件下可相互转换，应根据病情的轻重缓急进行治疗。在标证不一定是急证的情况下，本证即为主要矛盾，可以治病求本；若标证为急证的情况时，就应该暂时以治标为主，待标证缓解或解除后再治疗本证，此时的标证已转换为当下的主要矛盾了。

（1）“桂枝加厚朴杏子汤证”中的主次矛盾

以“喘家兼中风的治法”一篇为例，原文第18节：“喘家，作桂枝汤，加厚朴杏子佳。”彭老师以主次矛盾的关系论述用桂枝汤治中风，应着重于抓住主要矛盾，主要矛盾是中风证，用桂枝汤；而另加厚朴、杏仁兼治宿喘，因宿喘是次要矛盾，所以将其放在次要地位。

（2）“葛根汤证”中的主次矛盾

同样采用主次矛盾的治法在太阳与阳明合病一节中也可见到。经文第32节：“太阳与阳明合病者，必自下利，葛根汤主之。”本节所述的太阳与阳明合病，因太阳的表邪郁闭，影响到阳明胃肠而成下利。在此，太阳的表邪是主要矛盾，阳明的下利即是次要矛盾。采用葛根汤治疗本证，即是以葛根解太阳表邪，以解决主要矛盾，且葛根的作用，既可解肌发汗，又能升阳明清气，用在此处一举两得。可见葛根汤治太阳与阳明合病，自下利，不但解决太阳证这一主要矛盾，也兼顾了阳明证下利这一次要矛盾。

（3）“栀子厚朴汤证”中的主次矛盾

彭老师在栀子厚朴汤证的分析中，亦采用了主次矛盾的辩证分析法。经文第79节：“伤寒下后，心烦腹满，卧起不安者，栀子厚朴汤主之。”彭老师点评历代注家注释，较为赞同曹颖甫的注解。曹氏认为此证：“借如伤寒下后，心烦腹满，卧起不安，则为湿热余邪留于肠胃；郁热上薄心脏，则心烦；湿与热壅阻于腹部，欲下行而不得，故卧起不安。”（《伤寒金匮发微合刊》本节注）曹氏认为栀子厚朴汤证是伤寒误用下法后，出现心烦腹满、眠卧不安的症状；因于湿热余邪留滞于胃肠，湿热上扰则心烦；湿热壅阻于腹，肠间气机欲下行而不得，导致眠睡不宁。彭老师认为，曹氏的解释对病机的分析非常清楚，并已分清“主要矛盾在肠胃，次要矛盾在心”。从本方证的药物配伍做进一步分析：用“厚朴四两，枳实四枚”，两药量重以行气消胀，且厚朴还可清热燥湿；用“栀子十四枚”，一味量少以止心烦。可以看出，仲师此方的配伍亦是从行气消胀、清热燥湿为主要治法，兼以清心除烦。用栀子厚朴汤行气除满胀的治法，同《素问·阴阳应象大论》所载“中满者，泻之于内”的治法相同。

（4）表里同病中救里与救表的主次矛盾

彭老师在“论里虚兼表证与里实兼表证的不同治法”一篇中，再次以矛盾辩证法进行阐释。经文第 91 节："伤寒，医下之，续得下利，清谷不止，身疼痛者，急当救里；后身疼痛，清便自调者，急当救表。救里宜四逆汤，救表宜桂枝汤。"经文第 164 节："伤寒大下后，复发汗，心下痞，恶寒者，表未解也。不可攻痞，当先解表，表解乃可攻痞。解表宜桂枝汤，攻痞宜大黄黄连泻心汤。"此二节都是表里同病之证，前节所诉先急当救里，后急当救表；后节又先当解表，后攻其痞。前节因于伤寒误下后，脾胃受伤，而出现下利清谷不止的里虚寒证，并且又有身疼痛的表证，表里的症状相比较，里虚寒证不仅重于表证，并且急于表证。因此，"下利清谷是主要矛盾，身疼痛是次要矛盾"，故而先用四逆汤救里以针对主要矛盾，后采用桂枝汤救表以解决次要矛盾。后节是由于伤寒误下后，出现心下痞的里实证，又有汗后未解的恶寒表虚证，表里的症状相比，表虚证急于里实证，且重于里实证。因此，"恶寒是主要矛盾，心下痞是次要矛盾"，所以先用桂枝汤解表以解决主要矛盾，后用大黄黄连泻心汤攻痞以解决次要矛盾。

在此，彭老师再次告诫为医者，"中医治疗表里俱病的，对于先后、缓急的把握，切不可紊乱"。

（5）"四逆汤证"中的主次矛盾

经文第 225 节："脉浮而迟，表热里寒，下利清谷者，四逆汤主之。"彭老师点评历代注家，认为柯韵伯对本节解释最简明扼要。柯氏注曰："脉浮为在表，迟为在脏，浮中见迟，是浮为表虚，迟为脏寒。未经妄下而利清谷，是表为虚热，里有真寒矣。"（《伤寒论注》本节注）柯氏从脉解证，认为四逆汤证乃表虚热里实寒证，故未用下法，已见下利之证。彭老师赞同柯氏的注释，认为本节表热里寒的证，治法当以里寒为本，表热为标，即里寒是矛盾主要的方面，表热是矛盾次要的方面。表热是由于里寒太甚，虚阳外越所致。所以表热是假，里寒是真。而仲师舍去表热不治，用四逆汤温里的原因，即《素问·标本病传论》"先寒而后生病者治其本"，又含《素问·至真要大论》"寒淫于内，治以甘热"的意思。

5. 彭老师经方学习经验总结

从《伤寒六十九论》中，可知彭老师对于《伤寒论》的研究深入字词；客观地对于历代注家的评注进行分析与判断，对于注释不够充分之处加以补充，对于注家中有异议及争论之处给予论证与阐述。彭老师无论是治疗外感病或内伤病，始终贯穿辨治灵活的思维特点，以治法多变、处方灵活、药少力专为特色。在内科杂病上，还有诸多自创处方的临床使用案例，因其处方用药收效显著，疗效佳，收到诸多赞誉，被业界称为“内科杂病专家”。

彭老师之所以能活用经方，原因有五：一是对理论的深刻认识；二是对已有病证传统治法的利弊分析透彻；三是重视临床的证候反应，极其微小的证候亦是体内状况的映射，只有具有敏锐的观察力，以及丰富的临床经验，才能鉴别出十分细微的临床表现；四是敢于创新，只有在本身已经具备丰富的医学实力背景，加之对本身所具备的医术十分信任的状况下，运用创造性思维，跳出现有的医学定式，才有可能进行严谨实践与创新；五是发现问题要具备一探究竟的好奇心。科学发现总是与好奇心具有千丝万缕的联系，历史上的重大发现大多起源于对于微小现象的执着探究，而只有具备好奇心的人才会对这一有别于常态的现象加以关注，若本身已具备一探到底的执着精神，诸如孟德尔通过豌豆的繁殖发现遗传的显性规律，加上爱迪生所言的“百分之一的灵感，加上百分之九十九的汗水”，最终才有可能实现创新。

（二）对温病的学术见解

彭老师不仅对伤寒颇有研究，而且对温病亦造诣很深，其温病的学术思想，汇聚于《叶氏医案存真疏注》一书中。该书虽不似《伤寒六十九论》之专论经文，但从彭老师对叶氏医案的分析注释中，已可管窥他在温病学方面的学术造诣。

1. 温病的范畴与病因

温病是外感疾病的一类，亦属于广义“伤寒”的范畴，《素问·热论》及《难经·五十八难》中皆有所论述。彭老师从语法结构分析，得出《难经》中的“伤寒”与“温病”是并列关系，是对外感疾病的一种分类法。《难经》之后的医家不断对温病分类进行探讨，直至吴鞠通于《温病条辨·上焦篇》中将其分为九类：“温病者，有风温，有温热、有温疫、有湿毒、有暑温、有湿温、有秋燥、有冬温、有温疫。”这也是温病分类中较为具体的一种分类。

“温邪”是温病的致病因素，由清代医家叶天士在《温热论》中提出此总称。具体大致包括风热、燥热、湿热、暑热、疠气、温毒，以及伏寒化温的温热病邪。温病的发病，因病因不同而各异，概括起来具有以下 5 个特点：①温病属于外感疾病范畴，故与内伤杂病的发病有本质的不同；②温病的病因具有温热性质，故发病以发热、化燥伤阴为特点，与寒邪致病不同；③温病具有“传染性、季节性、流行性、地域性”的特点；④其病程具有阶段性特点，正因如此，温病学家根据其具有阶段性变化进行卫气营血辨治；⑤临床表现具有起病急，变化快，以发热伤津为主，易出现危重证候的特点。

2. 温病的辨证依据

彭老师根据温热病传变快、易伤津的特点，在辨证上总体运用三焦辨证或卫气营血辨证的体系进行辨治。在辨证过程中，彭老师重视患者舌象及脉象反应，将舌质、舌苔的状态作为判断湿邪进退的依据，将苔色作为辨析寒热多少的佐证；患者的饮食增减情况以及口味变化等则作为脾胃功能的状态反应；而以患者的口渴状态以及二便的排泄情况来判断体内邪气盛衰的状况。将具体的患病原因作为辨别温病种类的依据，而兼证作为判断病邪是否兼夹他邪的依据。

彭老师对于温热类疾病舌诊的认识与叶天士一脉相承。

叶天士论舌绛：“再论其热传营，舌色必绛。绛，深红色也。初传，绛色中兼黄白色，此气分之邪未尽也……”可以看出，舌色由淡红转为深红色，说明邪热由外向内传变，病情入里，邪气较盛。“再色绛而舌中心干者，乃心胃火燔，劫烁津液……若烦渴，烦热，舌心干，四边色红，中心或黄或白者，此非血分也，乃上焦气热烁津……至舌绛望之若干，手扪之原有津液，此津液亏湿热熏蒸，将成浊痰蒙闭心包也。”舌绛红而干，说明胃火炽热，煎灼津液，热甚津伤，应用苦寒直折或甘寒清热之药，清气分热。但若症见烦渴，舌干边红，叶医认为此为上焦热甚灼津，但热暂未入血分，病位仍在上焦。若舌绛望之干，手扪之有津液感，说明湿热熏蒸上承舌面，这是痰浊蒙蔽心包的症状。

叶天士论舌苔：“再舌苔白厚而干燥者，此胃燥气伤也……舌白而薄者，外感风寒也，当疏散之。若白干薄者，肺津伤也……若白苔绛底者，湿遏热伏也，当先泄湿透热，防其就干也……再舌上白苔黏腻，吐出浊厚涎沫者，口必甜味也……”舌苔白厚而干，这是胃津伤，故苔干。舌白而薄，是外感风寒之象；舌绛苔白，是湿热伏遏，治以祛湿清热。若舌苔白腻，痰涎浊厚是湿邪困脾之象。叶医从苔质薄腻角度，判断津液盈亏状态，热邪伤津越盛，则苔质越干；但见苔质厚腻，可知湿邪困脾，而兼夹热邪越甚，苔质厚腻的同时，苔色亦会发生相应的改变。

彭老师辨治温病，秉承叶医之法，同时重视舌象的动态变化，并从舌象的动态变化中了解病程发展演变情况，判断病证顺逆及预后情况。舌象的动态变化，主要反映于舌苔和舌质两方面。舌苔由白苔变为黄苔，甚至变为黑苔，表示邪由表入里，逐渐深入；温热类温病，舌苔由薄白苔转变为黄白相兼苔，反映病变由卫分逐渐传入气分。邪热初入气分，舌苔多见薄黄而不燥，若转变为黄燥苔，表明气分邪热炽盛。湿热类温病，湿邪化热过程中于苔质上表现较为明显：湿热积聚膜原，舌苔初见白厚滑腻如积粉；继而黄苔由舌根逐渐向前发展，直至满布全舌，表明湿热由膜原传入胃腑；至舌苔变黑，表明邪热深陷；若湿邪困脾，舌苔多见白厚黏腻；湿邪化热，则舌苔由色白黏腻逐渐转变为黄腻或黄浊；若湿邪化燥，舌苔转变为黄燥苔。彭老师再根据舌苔的润燥程度，作为判断温邪伤阴及湿邪化燥的动态变化依据。温病初起，热势不甚，伤阴亦不甚，故舌苔不燥，多表现欠润；若邪热渐增，伤阴加重，故见舌苔逐渐变燥。

彭老师还根据舌质的变化以判断病变由浅入深的发展过程。邪在卫气分，舌边尖红；邪热初入营分，全舌色红；邪热深入营分，则全舌绛红；若舌色由绛红变为绛紫色，表明邪热已入血分。

由上可见，彭老师辨舌色与舌苔源于叶天士的辨舌之法，注重舌色与舌苔的动态变化，以判断邪热的层次以及津液的存亡。

此外，温热病邪还具有一定的传变特点，有顺传、逆传的不同，因此，彭老师将病情中的急剧变化，诸如突然出现的神昏肢厥，以及由早期的发热突然出现高热寒战等症状，作为判断传变顺逆的依据。

3. 遵经义而解温病

温病学的产生，实以《内经》《伤寒论》为基础，是对经义的扩展和发挥。温病大家叶天士其实也是一位经典大家，对经义有很深的研究，方能立温病学术。在叶氏医案中，常引经义而辨治疾病。彭老师在《叶氏医案存真疏注》一书中，更对此大加补充和发挥，读之可清晰理解其与叶氏的一脉相承。“以经解经”正是彭老师的学术特点之一。

（1）据《内经》解叶案

古人著文，必引据经典，叶天士幼承家学，从小即熟读《内经》《难经》等中医经典，因此其行文中自然会不经意间引用经文，以求合于经旨。然而，叶氏医案毕竟只是医案实录，文字简略，仅示其大要，不可能似经典各注家般务求将字词、经义解得通透。后世读者需根据其文中所显露经典的一鳞半爪来反推叶氏引用经文的深意，这不仅考量读者的临床功底，更要求读者对《内经》《难经》等经典有颇深的理解。彭老师恰是一位临床大家，同时对经典研究精深，因此在疏注叶氏医案时，能大量引用经典，将医案中渗透的经典思想阐释得十分透彻。更可贵的是，彭老师引经往往不是孤立的，而是跨多个篇章，纵横联系，在阐释叶案的同时，也表现出了自身的学术特色。

叶案中有些医案已附有经典条文，只是言之不详，彭老师则常常补充并发挥之。以《叶氏医案存真疏注·外感门》第三案"苦温苦寒复辛苦甘寒治漏风法"为例，叶氏原案曰:"身热解堕，恶风，汗出如雨，喘渴不任劳事,《内经》谓'漏风'证。此皆饮酒汗出当风，邪留腠理也。白术、泽泻、鹿衔草、新会皮。"叶案中已点出该案之病证为《内经》之"漏风"，然而彭老师对比《内经》条文，发现其中大有可发挥之处。彭老师引《素问·风论》所言:"饮酒中风，则为漏风。""漏风之状，或多汗，常不可单衣，食则汗出，喘息，恶风，衣常濡，口干善渴，不能劳事。"又引《素问·病能论》之说"有病身热解堕，汗出如浴，恶风，少气……病名曰酒风"做进一步阐释：解与懈同；解堕者，懈怠无力也。今案中所言身热解堕、恶风、汗出如雨、喘渴不任劳事等症，与《内经》所说的"漏风""酒风"均相符。叶氏又提出"《内经》谓'漏风'证，此皆饮酒汗出当风，邪留腠理"，然而"漏风"与"酒风"名虽不同，其实一也。故王冰在《素问·风论》注解中说:"热郁腠疏，中风汗出，多如液漏，故曰漏风，均具名曰酒风。"酒性慓悍，其气先行于皮肤，先充于络脉，饮酒后腠理时疏，故常多汗，易遭风邪外中。如中风邪，则毛窍愈开，而风仍不去，此邪之所以留于腠理也。且饮酒之后，胃中湿热蓄积，故身热；湿热伤筋，筋缓而不收持，故解堕；湿热与风邪相搏，故汗出如雨；汗泄则津液伤，是以喘渴；液伤则气亦伤，是以不能劳事。彭老师因此提醒:"然则饮酒之人，不可不慎！"

彭老师还对案中所用之方进行了分析，其方即《素问·病能论》治酒风之方:"有病身热解堕，汗出如浴，恶风，少气……病名曰酒风……以泽泻、术各十分，麋衔五分，合以三指撮为后饭。"再加新会皮之辛苦，调中利气，以助上方除湿之力，用治身热、解堕、恶风、汗出如雨、喘渴不任劳事之“漏风”证，想必收效愈大。彭老师最后警告曰：“如医者徒作风治，误用辛温则汗愈泄而阴愈伤，误用辛凉则湿热反留连不去，均于本病无益而有害也。”

有些叶案中未列经典条文，但彭老师认为其颇合经旨，也大加引用和阐发，如《叶氏医案存真疏注·外感门》第4案“祛风清热解毒治耳聤、环口浮肿法”。叶案原文曰：“耳聤、环口浮肿是少阳、阳明风热久而失解，邪漫经络，倏然疹现随没，当与罗谦甫既济解毒汤。枯芩、大黄、防风、金银花、葛根、升麻、川连、荆芥、甘草。”彭老师疏注中引《内经》所论对该病的机理进行了解释。他说手少阳三焦经与足少阳胆经之脉，《灵枢·经脉》“其支者，从耳后入耳中”；手阳明大肠经之脉，“其支者，从缺盆上颈，贯颊，入下齿中，还出夹口，交人中”；足阳明胃经之脉，“夹口环唇”。今少阳阳明两经之风热久而失解，邪气散漫于少阳经络，故耳聤、耳中痛、脓血流而不止；邪气散漫于阳明经络，故环口浮肿、忽然疹现又随之而没。采罗谦甫之“既济解毒汤”加减，使少阳之风热清，则耳聤、耳中痛、出脓血自愈；阳明之热毒解，则环口浮肿与疹出必消。此治病所以必求其因也。

（2）据伤寒而解叶案

温病学的形成，不仅上承《内经》，其实也基于对仲景学说的研究与发挥。从叶案来看，叶天士所采用的辨治方法，与仲景暗合。虽然在彭老师所选的叶案原文中，叶氏并未直接引用《伤寒》或《金匮》条文，但是从行文用词、语句结构及医理来看，与仲景学说颇为相似。彭老师在疏注时，则将《伤寒》经文补出，并据经文对叶案进行分析，体现出了彭老师深厚的“寒温”功底，可谓“寒温一体”的倡导者和践行者。

如《叶氏医案存真疏注·呕吐门》“仿仲景胃虚上逆例，治呕吐黑水，大便稀黑法”一案，叶氏原文曰：“问生产频多，经水失期，此冲脉厥气，直攻心下，引胁环及少腹。呕吐黑水，黑为胃底之水；便出稀黑，乃肠中之水。经年累月，病伤胃败，何暇见病治病？务在安眠进食为议，仿仲景胃虚上逆例。人参、炒半夏、代赭石、茯苓块、降香、苏木。”叶氏原文中已言“仿仲景胃虚上逆例”。彭老师在疏注中大加发挥，以仲景学说为主，旁征博引，将本案医理阐述的透彻明了。

彭老师认为，女子以血为主，生产频多，是导致血虚与经水失期之由。《灵枢·海论》曰："冲脉者，为十二经之海。"刘仲迈《伤寒杂病论义疏·平脉法》注云："冲为经脉之海，又曰血海。"冲为血海，生产频多，冲脉不足，血海空虚，是以导致冲脉之气上逆，直攻心下，引胁环及少腹，及呕吐黑水等症。然经水失期日久，岂无瘀血停滞于中？因有瘀血停滞，故肠胃中之水夹瘀血，随冲脉之逆气而为呕吐黑色，随大肠之传导而为稀黑便。案中虽未言及瘀血，从所呕吐与大便之黑色，以及方中用降香、苏木之理推之，可知有瘀血无疑。喻嘉言《寓意草》说："黑水为胃底之水。"《伤寒论·辨太阳病脉证并治下》："伤寒发汗，若吐、若下，解后，心下痞硬、噫气不除者，旋覆代赭汤主之。"叶氏有鉴于此，故仿仲景胃虚上逆例治之，不治其黑水，而黑水自止。《临证指南医案·崩漏》治沈某案中说："夫冲脉隶于阳明。"隶者，属也。《难经·二十八难》说："冲脉者，起于气街，并足阳明之经，侠脐上行，至胸中而散。"因冲脉起于气街，并足阳明之经脉上行至胸中，故曰隶于阳明。是以调中补胃则食进而血生，血海自不空虚；和胃降逆则冲脉之气降，呕吐诸症自愈。

4. 以案证案

中医是一门实践性很强的学科，医理敷畅，还需验之于临床，只有理明法效才能为人所信服，才能坚定后来者的学习信心。因此，彭老师除了疏注叶案外，还随附了自己许多的验案。以理解案，以案证案，也是彭老师的一大特色。

如《叶氏医案存真疏注·肿胀门》"通腑阳治腹胀法"中，叶氏原案云："汪介臣，鼻冷涕泪，腹胀仍空，形色衰夺，脉微而涩，阳气已惫，浊阴日聚，为胀满不食，危期至速，勉拟通阳方法。人参、茯苓、淡附子、淡干姜。"

彭老师之疏注篇幅较短，并未大加着墨，阐明医理即可。彭老师简单解释说，鼻为肺之窍，鼻准又称明堂，明堂为脾之应。今脾肺之阳虚，故鼻冷。肾主五液，受五脏之精而藏之。肾之液，入肝为泪，入肺为涕。今肾阳虚不能摄液，故涕泪交出。因阳气衰而脾不健运，浊阴日聚，故腹胀仍空。此即所谓"寒气生浊""浊气在上，则生䐜胀"是也。因浊阴聚而胀满不食；无水谷之精微以养骸体，故形色衰夺。盖形成于肉，又"脾主肉"，未有脾衰而色不败，有诸内必形诸外也。加以脉微为亡阳之候，脉涩为精血已亏，似此而不危期至速者，鲜矣！

本案疏注、解析完后，彭老师又附上自己的验案，治疗经过描述甚为详细。

案中患者马某，男，57岁。1965年5月3日初诊。主诉：腹部剧烈疼痛已1周多。1周来，每当夜半两点钟时，即现脐周腹痛拒按，并自觉脐周现包块约二指宽大，至天明时，不药而痛止，包块亦消失；畏寒，自汗，舌苔白滑，质淡红，口和，大便溏，小便正常，两手脉沉弦而细。彭老师辨证脾肾阳虚，浊阴凝聚之候，治宜通阳散寒之法，方从叶氏用茯苓四逆汤。药用党参30g，干姜10g，制附片（久煎）10g，茯苓10g，炙甘草6g。5月4日二诊：自诉服上方1剂后，脐周腹痛已大减，并未现包块，舌苔、脉象同前。原方再服2剂。5月6日随访，患者诉服前方后，诸症痊愈，并于是日已参加清洁卫生运动，自此以后，前症未见复发。

（三）对内伤杂病的见解

1. 杂病的诊断

彭老师对内伤杂病的诊断常结合西医学的诊疗结果来进行判断。例如在彭老师的部分病案中包含患者的血常规、肝肾功能等相关的疾病实验报告，可见彭老师不仅运用中医学的辨治法，而且亦能融合西医学的诊断标准。杂病的中医病因包括外因、内因、不内外因三方面，而饮食习惯及先天体质亦对患者的病情发展具有一定的影响。在问诊时，彭老师对此类信息的收集亦极为详细。这一点亦是彭老师能够准确判断杂病的病因，并能快速准确地处方用药的关键之一。

2. 杂病的辨证

彭老师认为，杂病无论病情如何复杂，都可以按照八纲辨证，或脏腑辨证，或经络辨证的体系进行辨证分型；结合每例病案的症状差异，再进行具体的辨证分析，以此作为处方依据。此外，彭老师在辨证中注重患者年龄、性别的差异，治疗上以能恢复脏腑生理功能为目的。如在儿科病证的辨治中，结合小儿脏腑清灵的生理特点，尤其注重其脾胃功能的保护；妇人“以血为先天”，又具有经、带、胎、产的特殊生理特点，故辨治时又以气血的顾护为首要。

3. 杂病的治法

彭老师对内伤杂病的辨证主要依据病因及症状进行证候的分类判断，无论病情如何复杂，症状表现如何纷杂多样，都紧扣标本缓急的治则，结合主次矛盾的分析，首抓主证、急证；待病情缓和及患者状况稳定后，再集中力量治疗兼证或标证。同时，彭老师针对杂病的治疗，注重正邪关系，根据正邪两者的势力状况进行治法的缓急选择，在邪实正不虚的状况下，以祛邪为主，但以用药不能伐伤脾胃为重点；在正虚邪实的状况下，以扶正为主，结合患者的体质及病情状况，或扶正祛邪同施，或仅先予扶正，待病情缓和，患者身体条件允许的时候，再依据当前病况施以祛邪之法。

四、首创麻杏石甘汤治疗小儿遗尿症

20 世纪 70 年代，彭老师在临床诊治中发现，有一类遗尿患儿除具有一般的遗尿症状外，还伴有“咳嗽，或咯吐浓痰，或气喘，或喉痛，口渴”等肺热证，且以“舌苔黄白，脉数”为特点。彭老师根据这些临床表现，跳出传统诊治遗尿症的拘囿，辨此类遗尿为“肺热郁结型”和“痰热郁肺伤阴型”两类，审证求因乃由于肺热郁结，导致肺气不宣，影响肾水不摄，膀胱失开阖所致。创新性地采用下病上治，以宣代清，予张仲景《伤寒论》中的麻杏石甘汤加减治疗。方中麻黄配杏仁宣降相合，以恢复肺的宣降功能；石膏清肺中郁热；甘草调和诸药。加减法：肺阴虚，加沙参、麦冬；脾胃两虚，加山药、谷芽；夹痰者，加桔梗；肺气上逆者，加苏子。彭老师用此方法治疗此类遗尿症 20 余例，取得了良好疗效。

彭老师将此经验总结整理，以“治疗遗尿症的点滴经验”为题刊发在 1982 年的《四川中医》杂志创刊号上进行推广。1984 年，程广里老师于《四川中医》杂志上发表文章称：“读彭宪彰同志《治疗遗尿症的点滴经验》一文，获益匪浅……于临床治疗肺热型遗尿症 19 例，除 1 例偶有遗尿外，余 18 例皆治愈。”并且提出“在此方中加入宣窍醒脑、安神定志的龙齿、菖蒲效果更佳”。1995 年，成都中医学院附属医院的曹锡本老师在《四川中医》杂志上刊发文章，再次介绍彭老师的创新思路和治疗经验。

（一）麻杏石甘汤治遗尿的机理探讨

《素问·汤液醪醴论》言：“开鬼门，洁净府……五阳已布，疏涤五脏。”阐述了以发汗、利小便的方法治疗水肿，并结合导引四肢、穿衣保暖、针刺通络、温阳化气、活血化瘀等治法，以使五脏阳气布运，通调水道，涤除五脏之邪。“开鬼门”之法原为治疗水肿之法，但究其本质是通过汗法调节五脏六腑的气机。换而言之，即汗法可调节水府膀胱的气化，恢复膀胱的正常生理功能。由上可推知，“开鬼门”不仅限于推动膀胱气机运化，以到达利水消肿的目的，更能促使膀胱恢复其正常生理机能。再结合《素问·咳论》中“五脏六腑皆令人咳，非独肺也”的论述，推知五脏六腑的病变亦可致使膀胱的气化失调而出现遗尿，因此可以通过宣肺而治膀胱气化失调之疾。

再有，《素问·阴阳应象大论》言“因其轻而扬之”，指出感邪轻浅，在上可采用轻宣疏散的治法；又言“有邪者，渍形以为汗”，指出以汗法散表邪；还言“其在皮者，汗而发之”，可知邪在“皮”可采用汗法祛之。此处所谓的“皮”是指代表证范畴，而不仅仅指代皮肤、肌腠等表浅部位。明代李梴在《医学入门》中就将其延伸到“其在表者，汗以发之”。综上可知，汗法用于治疗表证，而表证的范畴不仅限于“皮”。现代临床上有人运用麻杏石甘汤加味治疗寻常型银屑病，以本方开腠理，透毛窍，使血中热毒随汗外出，就说明本方不仅是以汗法祛邪外出，其主治范围也不仅局限于清热宣肺功效，而是汗法治疗表证的一种具体运用。

《内经》将表证归属于外邪从表向里传变的过程，《伤寒论》则以六经辨证为提纲，将太阳病诸证归属于表证。足太阳膀胱经循行于体表，而肺俞穴为膀胱经上的腧穴，故太阳病表证除见恶寒、发热等症外，亦可因肺气不宣而出现咳嗽、咯痰等症。若以八纲为辨证提纲，表证与里证相对应，相较于五脏为里证，肌表的部位，包括皮、肉、肌腠，以及六腑等则都可归属于表证范畴。因此，用麻杏石甘汤治疗小儿遗尿肺热壅盛之证，膀胱与肺都应属于表证范畴，表证用宣散解表之方法可谓对证。

小儿为“纯阳之体，生机旺盛”，具有发病迅速、病情易趋热化的特点。明代万全在钱乙的基础上，总结提出小儿“肝常有余，脾常不足，肺常不足”的特点。且“肺为娇脏”，最易受邪，不仅易受外邪侵袭，他脏病变亦可使肺受累。而“脾为生痰之源，肺为储痰之器”，小儿“脾常不足”，又易饥饱失节，故肺易受克伐。因此，小儿遗尿症中可兼见肺热壅盛之证。从彭老师选用麻杏石甘汤所治疗的小儿遗尿症病案中可见，患儿都具有不同程度的咳嗽、咯痰症状，甚则出现气喘，而且这些肺热症状大都出现在遗尿症状之后，无论是新感咳嗽，或是久咳不愈。究其原因，应是膀胱病变日久，延及至肺，导致肺气失宣；又因小儿病变易化热，故肺部兼证多以肺热表现为主。

麻杏石甘汤出自《伤寒论》，原方主治外感风邪、肺热壅盛证，且以肺热壅盛为主，故仲师用麻黄配石膏，且石膏用量倍于麻黄，意在清肺为主，宣肺次之。彭老师选用此方治疗小儿遗尿，亦是按照原方中麻黄与石膏 1 ∶ 2 的比例进行配伍，既可清肺热，又可除膀胱邪热。

值得注意的是，彭老师用麻杏石甘汤治疗小儿遗尿症兼见肺热证，一般应用时间都比较短，复诊时即常根据当前病情调整处方。考虑本方纯为祛邪之方，易伤正气，伐伤脾胃，故处方中常加入桔梗、山药、谷芽、紫苏子等药，以增强宣肺祛痰、降逆止咳、健脾和胃之功，既顾护脾胃，又增强全方宣肺之效，可谓是标本兼治。

（二）彭老师对麻杏石甘汤治疗 6 例小儿遗尿的自我总结

遗尿一症，最常见于 4 ～ 14 岁的患儿，成人比较少见。考中医学文献，多认为属于肾、膀胱、肺、三焦之气虚不固，或肾阳虚所引起。因此，对本病治疗的方法，亦多从温肾、固下、补气与温肺着手。但任何事物既有矛盾的普遍性，也有矛盾的特殊性。遗尿一症，也是这样的。我们近年来治愈遗尿症 6 例，与一般治法有些不同。立法以宣肺清热为主，或佐以养阴祛痰之法。处方以麻杏石甘汤加味，获得一定的疗效。

1. 治疗方法及疗效

麻杏石甘汤（《伤寒论》）：麻黄 6g，杏仁 9g，甘草 6g，生石膏 30g，水煎服，每日 1 剂。

加减法：肺阴虚，加沙参、麦冬；脾胃虚弱，加山药、谷芽；夹痰，加桔梗；肺气上逆，加苏子。

所治 6 例均为男性。年龄：7 岁 1 例，8 岁 1 例，9 岁 2 例，14 岁 1 例，成人 1 例。病程：遗尿 1 个月以上的 1 例，2 年以上的 1 例，3 年以上的 1 例，4 年以上的 2 例，12 年以上的 1 例。此 6 例均兼有咳或咳喘症状，其中兼咳嗽 1 个月以上的 1 例，3 年以上的 1 例，4 年以上的 2 例，兼咳嗽、气喘 2 年以上的 1 例，兼喉痛 5 年以上的 1 例。脉症相参，遗尿属于肺热郁结型者 5 例，属于痰热郁肺伤阴型者1例。5例遗尿患者，均获治愈；所兼咳嗽、气喘，或喉痛等症状，亦告缓解或痊愈。

2. 典型病例

张某，男，8岁。住仁寿县汪洋区汪洋公社红阳大队5小队。1976年7月22日初诊。

家属代诉：患儿夜间遗尿已4年余。近4年多以来，每夜必遗尿1～2次；经常咳嗽，口渴，大便正常，小便微黄。诊查：舌苔黄而微白，脉数、右脉偏大。根据咳嗽、口渴、舌苔黄白、右脉偏大而数，乃肺热郁结。遗尿乃由肺热郁结，肺气宣降失常，使肺气无权，因而影响肾水不摄，膀胱开阖失司所致。治宜宣肺清热之法。拟麻杏石甘汤。

处方：麻黄6g，杏仁9g，生石膏30g，甘草3g，水煎服，2剂。

7月25日二诊：服上方后，昨夜未遗尿，胃纳减少，余症同前。原方加山药30g，谷芽30g，2剂。

7月28日三诊：近三夜已未遗尿。咳嗽与口渴减轻，食量增加，二便正常，舌苔薄白，脉略数、右脉已无大象。原方再进2剂以清肺之余热。以后随访，得知患儿自服前方后，遗尿症已痊愈，未见复发。惟每遇感冒时，尚有微咳。

3. 体会

本文将我所治愈的遗尿症分两种类型，并有如下点滴体会。

（1）属于肺热郁结型的共5例，其见症除遗尿外，均伴有咳嗽、口渴、舌苔黄白、脉数、或右脉偏大等。从中医辨证分析，本型引起遗尿的主要原因，是由于肺热郁结，导致肺气不宣，使肺气无权，因而影响肾水不摄，膀胱的开阖失司而成本证。治以宣肺清热之法，选麻杏石甘汤加味。麻黄配杏仁宣降肺气，石膏清肺中郁热，甘草调和诸药。脾胃虚弱，再加山药、谷芽以健脾胃。本方主要使肺热清解、肺气之宣降功能复常，则肺气有权，在下之肾水能摄，膀胱之开阖功能恢复，故遗尿症自然愈矣。

（2）属于痰热郁肺伤阴型的1例，其见症除遗尿外，尚有咳嗽、气喘、吐稠痰、口渴、舌苔黄白乏津、舌质红、右脉滑数、左脉细数。从中医辨证分析，本型遗尿的主要原因是由于痰热郁肺伤阴，肺的阴气不能下达膀胱，失去制节的功能，因而影响膀胱的开阖失司所致。正如唐宗海《医经精义》云："夫肺以阴气下达膀胱，通调水道而主制节，使小便有度，不得违碍；肝肾以阳气达于膀胱，蒸发水气使其上腾，不得直泻。”此较明确地论述了该型遗尿的病机。我们对此型的治疗，采用宣肺清热，佐以养阴祛痰之法，选用了麻杏石甘汤加味。麻杏石甘汤的机理已如前述。此外，加沙参、麦冬以养肺阴，山药、谷芽以健脾胃。肺气上逆者，再加苏子以降气。本方主要使肺热清解，肺阴充足，其宣降功能复常，肺的阴气能下达膀胱，治节有主，则膀胱开阖功能恢复，遗尿症即痊愈。

（3）从以上治愈两种类型的遗尿症可以体会到，遗尿不仅由于肾、膀胱、肺、三焦之气虚不固，或肾阳虚才能引起；肺热郁结，或痰热郁肺伤阴，也可导致膀胱的开阖失司而成本病。李用粹《证治汇补》云遗尿“又有夹热者，因膀胱火邪妄动，水不得宁，故不禁而频来。可见，遗尿一症有寒有热之不同也”。这段论述是具有实践指导意义的。

五、深入研究高血压病

彭老师曾任成都中医学院附属医院高血压病研究小组组长，长期组织学术骨干研究高血压病，其研究结果至今仍有重要的临床参考价值。

高血压病是临床上经常见到的一种病，虽然高血压的名称不见于中医医籍中，但从其所表现的症状如眩晕头痛、耳鸣、面赤、心跳、失眠易惊、半身或手指麻木不仁等，则与中医的内风、肝风内动极相似。彭老师从内风、肝风内动入手，再结合患者的不同体质和风、火、痰、虚以及七情等因素所表现出的不同症状进行辨证施治，治疗门诊和住院高血压病例 24 例，收到不错的效果。

（一）古医籍对高血压病的认识

1. 病因病机

（1）气血上冲

《素问·脉要精微论》云：“厥成为颠疾。”《素问·调经论》云：“血之与气，并走于上，则为大厥，厥则暴死，气复返则生，不返则死。”《素问·玉机真脏论》云：“春脉如弦……其气来实而强，此谓太过……太过则令人善忘，忽忽眩冒而颠疾。”《金匮要略》云：“问曰：经云厥阳独行，何谓也？师曰：此为有阳无阴，故称厥阳。”说明高血压病所出现的眩晕或头痛等症状是由气血上冲头部造成的。

（2）肝风

《素问·至真要大论》云：“诸风掉眩，皆属于肝。”《千金要方》云：“诸急卒病，多是风。”张山雷云：“古所谓风气通于肝者，则非天空中鼓荡之外风也。其为病也，五脏之性肝为暴，肝木横逆则风自生。”说明本病大都是由肝风内动引起的。

（3）肝火、心火

《素问·至真大要论》云：“诸逆冲上，皆属于火。”刘守真云：“俗云风者，言末而忘其本也，所以中风瘫痪者，非谓肝木之风实甚，而卒中之也，亦非外中于风尔。由于将息失宜而心火暴甚，肾水虚衰，不能制之，则阴虚阳实而热气怫郁，心神昏冒，筋骨不用，而卒倒无所知也。”《金匮翼》云：“肝厥头痛者，肝火厥逆，上攻头脑也。”说明肝火、心火也是导致本病的重要原因。

（4）痰

朱丹溪云：“案《内经》以下，皆谓外中风邪。然地有南北之殊，不可一途而论。惟刘守真作将息失宜，水不能制火，极是。由今言之，西北二方亦有真为风所中者，但极少耳。东南之人，多是湿土生痰，痰生热，热生风也。”这说明高血压病与痰有关。

（5）虚

《素问·五脏生成》云：“是以头痛颠疾，下虚上实，过在足少阴、巨阳，甚则入肾。”李东垣云：“中风者，非外来风邪，乃本气自病也。凡人年逾四旬，气衰之际，或因忧喜忿怒，伤其气者，多有此疾。壮岁之时无有也，若肥盛则间有之，亦是形盛气衰而如此。”《金匮翼》云：“大抵眩晕多从肝出，故有肝虚头晕，肾虚头痛之说，虽亦有肝病头痛者，要未有眩晕而不兼肝者也。”华岫云云：“今叶氏发明内风，乃身中阳气之变动，肝为风脏，因精血衰耗，水不涵木，木少滋荣，故肝阳偏亢，内风时起。”说明肝虚、气虚也是引起本病的重要原因。

（6）七情、饮食等

《素问·生气通天论》云：“大怒则形气绝，而血菀于上，使人薄厥。”严用和云：“大抵人之有生，以元气为根，营卫为本，根本强壮，营卫和平，腠理致密，外邪客气，焉能为害？或因喜怒，或因忧思，或因惊恐，或饮食不节，或劳役过伤，遂致真气先虚，荣卫失度，腠理空疏，邪气乘虚而入。及其感也，为半身不遂，肌肉疼痛……精神恍惚，惊惕恐怖。”这些说明七情和饮食等也可引起本病。

2. 病证描述

张山雷云：“特是其人中虚已久，则必有先机，为之朕兆，或为神志不宁，或为眼目眩晕，或则头旋震掉，瘖瘵纷纭，或则脑力顿衰，记忆薄弱，或则虚阳暴露，颊热颧红，或则步履之玄，足轻头重……有一于此，俱足为内风欲扇，将次变动之预兆。”基本概括了高血压病常见的临床症状。

3. 预防与治疗

薛立斋云：“预防者，当养气血，节饮食，戒七情，远帏幕。”张三锡云：“急屏除一切膏粱厚味，鹅肉面酒，肥甘生痰动火之物。更远色戒性，清虚静摄，乃得有备无患之妙，肥人更宜加意慎口欲绝。”指出了预防高血压病的主要方法。《临证指南医案》云：“头为六阳之首，耳目口鼻，皆系清空之窍，所患眩晕者，非外来之邪，乃肝胆之风阳上冒耳，甚则有昏厥跌仆之虞，其症有夹痰、夹火，中虚、下虚，治胆、治胃、治肝之分。火盛者……先从胆治也，痰多者必理阳明……中虚则兼用人参……下虚者必从肝治，补肾滋肝，育阴潜阳。”提出了治疗高血压病的治则与方法。

综上所论，高血压与古医籍中所谓的内风、肝风内动病证极为相似，其原因或由于肝虚、肾虚、气血虚衰；或由湿生痰，或由心火暴甚，肝火厥逆，肝木横逆而风生；或由七情及饮食不节，劳役过度而起。其治法有祛痰、清火、息风、滋肾、养肝、益气之别，这对后世中医诊治高血压病有很大的启示。

（二）高血压的症状与治法分类

根据门诊与住院部的高血压病例所表现的症状可分以下三类。

1. 阴虚阳旺

（1）偏于阴虚

证候：面红，头晕，耳鸣，心悸，烦渴饮水，五心烦热，舌赤无苔，大便结，小便赤，脉虚或弦细数。

治则：①养阴息风法，用大定风珠或加减复脉汤。②滋水柔肝兼镇摄法，用魏玉璜一贯煎去归身，加杭菊、明天麻、炒枣仁、白芍、龙胆草、龙骨、牡蛎。

（2）偏于阳旺

证候：面红，头晕，耳鸣，心悸，失眠，舌苔黄、质红，脉弦数。

治则：滋养镇静法，用张锡纯建瓴汤加白蒺藜、菊花、石决明等。

2. 痰湿风动

证候：一身手足动摇，筋惕肉瞤，语迟，目眩，食减，苔灰白而腻，舌质紫，大便正常，小便清，脉沉弦。

治则：祛痰除湿法，用二陈汤合平胃散加藿香、建曲、谷芽、茅术、通草、黄连、山栀仁。

3. 脾虚肝旺

证候：头部游走掣痛、头顶发热，有时腹胀微痛，多在午后腹胀，面红，苔白、质红，失眠梦多，两关脉弦硬或右脉锐如刀刃。

治则：培土柔肝法，用四君子汤去甘草，以茯神易云苓，以怀山易白术，外加菊花、枸杞、白蒺藜、龙齿、龙胆草、木瓜、白芍等。

（三）24例患者的临床分析

1. 性别与年龄

患者男性11人，女性13人。年龄在20～40岁的10人，41～50岁的4人，51～60岁的5人。60岁以上的5人。

2. 病程

1～6个月的6人，6个月以上～2年的10人，2年以上～5年的4人，5年以上～10年的2人，10年以上的2人。

3. 疗效

服药后，血压降低至正常和有效的21例，血压无改变和增高的3例，服药后症状痊愈、好转和减轻的21例，无效的3例。

4. 类型

24例分3种类型：阴虚阳旺11例，脾虚肝旺9例，痰湿风动4例。

（四）病案举例

案一 苗某，男，33岁，渠县城东糖厂，职工。住院号828号。1959年3

月 18 日入院。

主诉：头目昏眩已 1 个月余。

病史：1956 年因修理汽车被压而腰部受伤，逐渐发生腰痛，久治未愈，即来成都某医师治疗。吃红黑二丸若干，腰痛虽减，但在本年 2 月 14 日即开始头晕、目眩、耳鸣、心烦，血压升高，症状逐日加重。

目前症状：面色青黄，两颧发赤，面赤无苔，头晕，心悸，耳鸣，心烦懊侬，筋惕肉瞤，头后脑部胀甚，脉虚，血压 170/120mmHg，体温不高。

西医诊断：原发性高血压。

中医意见：阴虚阳旺。

治则：养阴息风潜阳法。

方药：大定风珠加减。生白芍、阿胶、生龟甲、生地黄、麻仁、五味子、生牡蛎、麦冬、炙甘草、鸡子黄、鳖甲、桑叶、菊花、女贞子、玄参、刺蒺藜。

此方加减共服 10 剂，头晕、耳鸣、心烦、心悸、筋惕、肉瞤各症减轻，脉仍虚，舌赤无苔，血压 120/88mmHg，仍以上方加减，服药 60 余剂调养，各症痊愈，出院时血压 120/88mmHg。

案二 徐某，男，64 岁，职员。1958 年 8 月 15 日来门诊。

主诉：一身动摇和目眩已 5 天。

病史：5 天以来不明原因，开始全身动摇，目眩，一身僵，手抖，舌强语迟，目前面白少神，神志清楚，舌苔白腻，舌质绀，面微浮肿，食欲不振，大小便正常，脉沉弦细而缓，无发热，血压 210/130mmHg。

西医诊断：高血压。

中医意见：痰湿风动。

治法：祛痰除湿法。

方药：二陈汤合平胃散，去甘草，加藿香、建曲、谷芽、山栀仁、川黄连。

共服 8 剂，白苔退，一身动摇及诸症均减，脉仍如故，血压 130/80mmHg，惟现手冷，食欲未加。意见：痰湿渐除，脾肾之阳气未复，宜温脾肾以善后，拟附子理中汤加减。附片、茅术、云苓、砂头（即砂仁）、炮姜，服 2 剂痊愈，血压 130/80mmHg。

案三 赵某，女，46岁。住院号1112号。1959年9月7日入院。

主诉：头痛已4月余。

病史：去年4月小产后，因遇事性急开始得病，得病时即现头顶痛，当即在省第一门诊部检查为高血压，服西药减轻。9月5日又发。

目前症状：头部游走跳痛，头顶烧热，面赤，舌苔白、质红，口不渴、不苦，脸微痛，有时腹胀、每天午后加甚，失眠易惊梦多，二便正常，月经20余天1次、色正，脉两手均弦，右手锐如刀刃，无发热，血压160/100mmHg。

西医诊断：高血压。

中医意见：脾虚肝旺。

治法：培土柔肝法。

方药：仿四君子汤加减。泡参、怀山药、茯神、龙齿、菊花、枸杞、白蒺藜、龙胆草、木香、白芍。

服10剂，头痛、腹胀均减轻，睡眠增加，脉同前，血压130/80mmHg，9月8日仍用上方，再服8剂；10月7日，因情绪不好，头痛腹胀又加，血压150/100mmHg，上方再服，共20剂，头痛腹胀等逐渐消失，脉转弦缓，血压120/70mmHg。

（五）小结

1. 根据我院门诊部高血压患者所表现出的头晕、头痛、面赤、耳鸣、心悸、失眠、手指麻木等症状与所收集中医医学文献中的内风、肝风相结合，似有符合之处。

2. 本着中医学文献中古人对内风、肝风内动等的理论和治疗原则，并根据病者不同的体质和病型进行辨证施治，收到一定效果。

3. 本文所介绍的24例，经治疗后，大部分的血压降低，症状减轻或消失，但多数在治疗以后，如不慎口欲、不避房帏、不戒七情的话，仍有复发的可能。除了本着古人的治疗经验以外，还须按中医预防方法，才能使疗效巩固，得到更加满意的效果。

4. 这24例只是初步的临床观察，为了进一步对本病进行研究和治疗，尚有待于今后的努力。

六、探讨心脏病的治疗

心脏病病名，不见于中医书籍，但从现代医学所说心脏病表现出的一些症状，如心累、心跳、咳嗽、关节痛、水肿等来看，有类于中医古籍书中的心悸、怔忡、痰饮、痹证，以及水肿病中之某一种症状。因心脏病不论在中西医两方面，包括的范围均较为广大，其表现的症状和中医的病名，尚不止以上几种。在治疗方面，不论中西医均嫌效果缓慢，而临床上又最易遇到这类患者，尤其是病势拖延日久，身体衰弱，心力衰竭，预后多半不良。彭老师主持研究组，在门诊或住院部共治疗了 25 人，对某些症状方面收到了一些效果，但对心脏实质病变的恢复，由于时间太短，尚无显著的改善。

（一）心脏病的有关理论和探讨

1. 类于心脏病病因的文献记载

《金匮要略》云："水在心，心下坚筑，短气，恶水不欲饮……水在肾，心下悸。"《证治要诀》云："久思所爱，触事不意，虚耗真血，心血不足，遂成怔忡。"《沈氏尊生书》云："或由汗吐下后，正气孱弱；或由营卫俱涸，脉来结代而心惕不宁；或由虚弱怔忡而卧不安。"成无己云："心悸之由，不越二种：一者，气虚也；二者，停饮也……其气虚者，由阳气内弱，心下空虚，正气内动而为悸也。其停饮者，由水停心下，心为火而恶水，水既内停，心不自安，则为悸也。"又云："若水气散则无所不之，浸于肺则为喘为咳，传于胃则为呕为噦，溢于皮肤则为肿，渍于肠间则为利下，不可缓之也。"沈明生云："痹者，闭也。皮肉筋骨有为风寒湿气杂至，血脉闭塞，而不流通也。三气之中，一气独盛，能为痹也。"

2. 类于心脏病所引起症状的文献记载

《素问·气交变大论》云："邪害心火，甚者腹大胫肿。"《诸病源候论》云："痰饮者，由气脉闭塞，津液不通，水饮气停在胸腑，结而成痰……甚者咳逆上气，倚息短气不得卧，其形如肿是也。"《张氏医通》云："悸即怔忡之谓，心下惕惕然跳，筑筑然动，怔怔忡忡，本无所惊，自心动而不宁，即所谓悸也。"唐宗海云："身体不仁，四肢疼痛，今名痛风，古曰痹证，虚人感受外风，客于脉分，则为血痹。”

3. 关于心脏病所引起之症状治疗的文献记载

张仲景云：“发汗过多，其人叉手自冒心，心下悸，欲得按者，桂枝甘草汤主之。发汗后，其人脐下悸者，欲作奔豚，茯苓桂枝甘草大枣汤主之。”“伤寒二三日，心中悸而烦者，小建中汤主之。”“伤寒脉结代，心动悸，炙甘草汤主之。”又云：“诸有水者，腰以下肿，当利小便，腰以上肿，当发汗乃愈。”“病痰饮者当以温药和之。”梅公熨云：“痹者三气杂至，为外来有余之邪，法当疏风散寒利湿为主，则气行血顺而愈。”

综合以上文献所述，可见心脏病呈现心悸、怔忡的原因，不外气虚、血虚、停饮、夹痰所致；喘咳、水肿等原因，由水气散漫使然；四肢关节疼痛之痹证，是由体虚，风、寒、湿三气杂侵而成。由于各种不同的原因而表现出各种不同的症状。我们就所治疗的病例，根据其不同的病因和症状，归纳本病分为四型，如主要症状为心悸的，归纳于心悸型内；主要症状为喘咳的，归纳于喘咳型内。每一型中除主要症状多有主方外，其解兼症，则随症加减处方施治。以上是我们对本病研究和治疗的大概情况。

（二）25 例患者的症状与治疗结果

本文所介绍的 25 例患者，均先经西医检查，确诊为心脏病，然后根据病情的轻重决定在门诊或住院治疗。在治疗中，如发现虚脱症状时，除中药独参汤、参附汤临时急救外，间有配合西医采取输氧或给予毛地黄等治疗。结果判定，各种症状消失者为痊愈，显著减轻者为好转。一般患者在治疗结束时，仍经西医复查。根据我院患者的性别，男性 8 例，女性 17 例，年龄在 10 ～ 20 岁的男性 1 人，女性 3 人；21 ～ 30 岁的男性 2 人，女性 8 人；31 ～ 40 岁的男性 2 人，女性 4 人；41 ～ 50 岁的男性 2 人；51 ～ 60 岁的女性 2 人；60 岁以上的男性 1 人。病程在 1 个月至半年以上的 5 人；1 ～ 3 年以上的 11 人；4 ～ 7 年以上的 4 人；8 ～ 10 年以上的 5 人。治疗结果：痊愈的 3 人，好转的 15 人，见效的 4 人，效果不明的 1 人，死亡的 2 人。心悸型 14 人，痹证型 3 人，水肿型 8 人。心悸型内好转 10 人，无变化的 2 人，效果不明 1 人，死亡 1 人；痹证型内痊愈 1 人，好转 1 人，无效 1 人；水肿型内痊愈 2 人，好转 4 人，无效 1 人，死亡 1 人。治疗前后症状的对比与疗效以及临床分型、症状分类与所用主要方剂加减，一一列于后。

1. 心悸型

（1）寒证

1）心阳虚衰，水气凌心

症状：面色微白，舌苔白润，质淡红而微肿，口干饮热，所饮不多，心悸头晕，耳鸣食少，小便少，脉缓弱，左寸更弱。

治法：振作心阳，培土利水。

方剂：茯苓甘草汤合桂枝茯苓甘草大枣汤。

2）痰饮内盛

症状：面色微白，舌苔白滑，声音重浊，头晕，心悸气短，咳吐涎沫多，口和，二便正常，脉沉弦而缓。

治法：祛痰蠲饮。

方剂：二陈汤，或苓桂术甘汤。

药物加减：饮食不振，加砂仁。

（2）虚证

1）脾胃虚弱

症状：面色淡黄，舌苔白润，质淡红，声音低弱，心悸头昏，倦怠嗜卧，食欲不振，口淡，二便正常，脉虚。

治法：补脾健胃，健脾温中。

方剂：香砂六君子汤，或桂附理中汤。

2）气血虚弱

症状：面白少神，面微肿，舌苔白润，质淡红，声音低微，心悸，四肢软，有时腹痛，口干饮热，月经三、四月未来，脉沉弱。

治法：补气养血。

方剂：八珍汤。

药物加减：呕，加生姜、竹茹。

3）心脾虚弱

症状：面色微白，舌苔微白，质淡红，声音清澈而低弱，心悸失眠，食欲不振，口和，二便正常，月经色淡，量少，脉代。

治法：补脾益血。

方剂：归脾汤。

药物加减：舌尖红甚者，加二冬。

4）脾肾虚弱

症状：面色暗黄，两颧微赤，舌苔薄白，质淡红，语言无神，声音低弱，心悸短气，头晕耳鸣，身倦食少，腰痛，二便正常，脉右浮涩左代。

治法：温补脾肾。

方剂：理中地黄汤。

药物加减：心悸去云苓，加茯神、黄芪。

5）心虚血燥

症状：面色微赤，舌无苔质红，口干苦，头昏心悸，失眠，多梦，大便粘黏，小便赤，脉虚数。

治法：滋养心血。

方剂：天王补心丹。

（3）虚中夹实证

1）肝气郁滞，脾失健运

症状：面色苍白，舌苔黄白而润，舌尖红，声音清亮，头昏心悸，两肋下胀痛拒按，腹胀，口干苦，大便不畅，小便黄，脉右缓左弦。

治法：疏肝运脾。

方剂：逍遥散。

药物加减：两肋下有包块，加三棱、莪术、鳖甲；小腹胀痛，加香附、台乌；胃胀，去白术，加砂头、谷芽。

2）痰湿肝郁兼正虚

症状：面色微赤，舌苔白滑，质红，声音低微，每食即吐，甚则吐出黄水，咳稀痰，嗳气，胃酸，胃痛拒按，右肋下胀痛拒按，口干，饮热，口苦，大便正常，小便黄而少，脉如虾游。

治法：实脾，健胃疏肝，除湿。

方剂：平胃散或逍遥散。

药物加减：一身关节痛，加防己、木瓜、松节、灵仙、建蒲；心悸，加柏子仁；肋痛，加香附；腰痛，加桑寄生；肋下及胃胀，去白术，加三棱、莪术、鳖甲、谷芽。心悸，加朱茯神。

2. 痹证型

（1）寒证（痛痹）

症状：面色微白，舌苔白润，质淡红，口干饮热，四肢关节肿痛，屈伸困难，大、小便正常，微恶寒，脉沉细。

治法：祛寒除湿。

方剂：乌头汤。

药物加减：关节肿痛发热，加黄柏、知母。

（2）热证（热痹）

症状：面色潮红，舌赤无苔，气喘，喉中痰鸣，头及身痛，发热无汗，四肢关节红肿灼痛，不能伸屈，口渴饮冷，咽痛，咳引胸痛，心悸烦热，小便短赤，经水两月未止，六脉浮弦而数。

治法：清热、肃肺、利湿。

方剂：叶氏宣痹汤。

药物加减：食欲不振，去防己；心烦，去半夏；关节红痛，加金银花；喉中痰鸣，加射干、枇杷叶、尖贝；小便短赤，加通草。

3. 水肿型

（1）寒证（脾虚气滞兼胸痹）

症状：面色微白，舌苔白滑，质淡红，心悸，食后胃胀，心痛彻背，喜热敷，足肿至膝，按之没指，口中和，腹胀痛，腹鸣，大便结，小便少，脉弦滑。

治法：开胸疏胃渗湿。

方剂：五苓散合瓜蒌薤白半夏汤。

药物加减：胸腹胀痛，去白术加茅术、谷芽。

（2）虚证

1）脾肾阳虚，气机阻滞

症状：面色微白，两颧发赤，舌苔白润，口中和，心悸，食少，面及手足微肿，腹大如鼓，大便溏，小便少，疲倦，脉右沉滑而有力，左脉沉细。

治法：旋转气机。

方剂：桂甘姜枣麻辛附子汤。

2）脾肾阳虚，水湿泛滥

症状：面白少神，面目手足浮肿，舌苔白滑，质淡红，声音低微，口干饮热，头晕心悸，足肿渐至小腹，咳稠痰，大便正常，小便少，脉右缓弱，左沉细而缓。

治法：①温肾实脾，化气行水；②温肾培土行水。

方剂：①济生肾气丸；②真武汤。

药物加减：食欲不振，加砂仁；膝关节屈伸不利，加薏苡仁、桑枝；食少神差，加泡参、党参；腹痛，加花椒。

3）脾虚湿泛

症状：面色白，舌苔白滑，质淡红，面及一身浮肿，腹胀、咳泡沫痰，口中和，心悸，四肢倦怠，大便溏，小便少，脉沉缓。

治法：运脾渗湿。

方剂：五皮饮加味。

药物加减：四肢倦怠，加白术；胸痞，加白豆蔻；面肿，加荆芥、防风。

4）脾虚肺燥

症状：面唇均黑，舌苔厚白，质红，声音重浊，喉间痰鸣，咳吐泡痰，口渴喜饮甘酸，面目及一身浮肿，胸痞、呼吸困难，大便溏，小便少，脉沉细涩。

治法：平肺厚土渗湿。

方剂：四苓散加减。

药物加减：胸痞，去白术，加鸡内金；腰胀，加腹皮；咳喘，加杏仁、冬瓜仁；足肿、小便少，加防己、薏苡仁、车前子。

（3）热证兼虚证

1）肺热正虚湿泛

症状：面赤，唇紫，舌苔白，少津，舌质紫色，指甲乌紫色，呼吸困难，右肋下胀，按之痛，口渴不饮，腹胀，下肢浮肿，咳黏痰不利，大便结，小便少，脉细数无力。

治法：固正清热利湿。

方剂：麦门冬汤合千金苇茎汤。

药物加减：胃胀，加谷芽。

2）阴虚湿热

症状：面色青黄，舌苔白润，质深红，面及一身浮肿，腰胀，声音清亮，呼吸调匀，咳引胃痛，心悸，口干苦，每夜发烧，上身盗汗，卧则气逆，大便不爽，小便少，脉浮弦而数。

治法：养阴清热利湿。

方剂：秦艽扶羸汤。

药物加减：一身浮肿，腹胀，加大腹皮、桑白皮、防己、薏苡仁。

（三）病案举例

谢某，女，23岁，未婚。住院880号。

患者于1959年3月（入院前1年）发烧，双膝关节、踝关节、趾关节疼痛，不肿；5月下旬双手指关节红肿，全身关节游走疼痛，体温39℃左右，发烧，继则心慌心累，住当地某院3个月余，又转成都某院治疗，稍有好转。入院前1个月（1959年3月下旬）因轻度劳动感冒后引起复发，双膝关节肿痛，咯血，日夜呻吟，月经2个月未来，小便短赤，口渴多饮，食不下咽，舌红无苔，六脉浮大弦急。过去患过感冒，有肾结核史。

检查：血压100/80mmHg，神清肌瘦，被动体位，虽能平卧，但不能持久，呼吸32次/分，无明显发绀，面部浮肿，左眼下有2个小出血点，压诊不退色，颈静脉未见怒张，胸部对称；双肺散在湿鸣音，叩诊音；心尖去大锁骨中线外，心尖有舒张期猫喘，有二级吹风性收缩期杂音及雷鸣样舒张期杂音，$P_2 > A_2$心尖杂音，传导而稍广，叩诊心界左移；腹软，肝脾未及；左手中指第二关节及掌指关节、双膝关节、右趾关节红肿压痛，双下肢无水肿。

化验：入院白细胞计数12.8×10^9/L，中性粒细胞比例50%，酸性细胞比例20%，淋巴细胞比例28%，单核细胞比例1%，血沉60mm/h，波氏反应阴性。

西医诊断：①风湿性心脏病（二尖瓣狭窄伴闭锁不全，三级心功，左心衰竭）；②风湿性关节炎，急性发作。

症状：面色潮红，舌赤无苔，气喘，喉中痰鸣，肌肉消瘦，头痛身疼，发热无汗，四肢关节红肿灼痛，口渴多饮，食不下咽，咽痛，呛咳，咳引胸痛，心悸烦热，小便短赤，经水两月未至，六脉浮大弦急。

中医意见：热痹。

治法：拟宣痹清肺法，用叶氏宣痹汤加减。射干、山栀仁、连翘、赤小豆、薏苡仁、滑石、杏仁、尖贝、金银花、通草。

此方加减共服80剂，症状逐渐减轻，能食安眠，痰少，咳减，胸痛止，心不烦热，关节痛减，惟经水未来，头晕，左胁微痛，脉弦数。

中医意见：肺热渐除，痹证渐好，惟脉弦胁痛，经水不来，乃血不养肝，肝气不疏，用丹栀逍遥散加减，以和血疏肝除湿。

柴胡、白芍、当归、山栀仁、丹皮、茅术、云苓、广皮、香附、甘草。

服8剂，经水即来，诸症痊愈而出院。

（四）小结

1. 根据收治的心脏病患者所表现的心累、心跳、咳嗽、关节痛、下肢浮肿等症状，结合医籍中所提的心悸、怔忡、痰饮、痹证、水肿等病的病源病理来比较，精确地定出治法来医治，初步可以看出中医对本病是有一定的疗效。不过取得的效果，我们尚不满意，今后必须继续研究，以求疗效的提高。

2. 从25例患者的症状和治法分类，所用不同方剂和药物的加减，以及所收的不同效果上来看，更足以证明根据患者不同体质，随其症状之寒热虚实而辨证施治，是正确可循的法则。

3. 本文仅介绍目前治疗心脏病所收到的症状消失，或好转，或无效的情况，至于心脏实质病变的改善，尚有待于今后的继续观察与研究。

七、治疗18例消化性溃疡病的临床观察

消化性溃疡病，是临床上常见的疾病。目前各地对本病治好后，在文献上报道的也不少，彭老师在近1年时间内，共治了18例溃疡病患者，从近期疗效观察，效果尚好。现加以总结、分析。

（一）中医学对本病的认识

《内经》云："木郁之发，民病胃脘当心而痛。"又云："食则呕，胃脘痛，腹胀，善噫。"又云："少阳之胜……呕酸善饥。""诸呕吐酸，暴注下迫，皆属于热。"这些描述，可为本证的性质及证候之定义。《内经》又云："寒气客于胃，厥逆从下上散，复出于胃，故为噫。""寒气客于肠胃，厥逆上出，故痛而呕也。"《素问·阴阳应象大论》云："水谷之寒热，感则害于六腑。"《素问·痹论》云："饮食自倍，肠胃乃伤。"朱丹溪云："湿热在胃口上，饮食入胃，被湿热郁遏，其食不得传化，故作酸也。"尤在泾云："忧思忿怒之气，素蓄于中，发则上冲旁击，时复下注，若三焦无所阻滞，任其游行，则不能作痛，虽痛亦微。若有湿痰死血，阻滞其气而不得条达，两相搏击，则痛甚矣。"秦景明云："呕吐酸水之因，恼怒忧郁伤肝胆之气，木能生火，乘胃克脾则饮食不能消化，停积于胃，遂成酸水浸淫之患矣。"根据以上所述，古人认为思虑过度，或忧郁伤肝，或性情急躁，或饮食不节，或寒或热等，均可引起本病的发生。同时根据这些理论，认识到本病的发生与高级神经异常活动有重要关系。因此，我们对本病的治疗原则，仍不出疏肝理气和胃的范围。在这范围内，再针对具体脉证做寒热虚实的分析，然后进行辨证治疗。

（二）消化性溃疡病的辨证施治

这 18 例患者，我们从中医角度初步分为湿热木旺、阴虚气郁、阳虚有寒、胃虚气滞、瘀阻肝郁等五个类型，并按中医辨证施治的原则进行不同的治疗。主要用了 6 个基本方剂，或单用一方或两方并用，加减化裁治疗。

1. 湿热木旺

辨证：胃痛拒按，食后更痛或更胀，嗳腐吞酸，脉象弦滑或弦数，舌苔白腻。

治则：清热燥湿，健胃平肝。

方剂：平胃散合左金丸。

药物：茅术、厚朴、陈皮、甘草、吴萸、黄连。

2. 阴虚气郁

辨证：胃中灼痛，不拒按，噫气，舌无苔，质红不润，口渴饮冷，大便难、色黑，小便赤，脉细数。

治则：益胃阴，理气。

方剂：复脉汤加减。

药物：生地黄、寸冬、沙参、阿胶、麻仁、甘草、香附、枳壳。

3. 阳虚有寒

辨证：胃中冷痛，自觉胃中有冰块不适，喜热敷，常吐清水，欲呕，噫气，不思食，食后二三小时即痛，舌苔白滑、质淡红，大便溏，小便清白，脉缓弱或沉细而弱。

治则：温胃镇痛。

方剂：吴茱萸汤加减。

药物：泡参、吴茱萸、生姜、高良姜、公丁香、肉桂、红豆蔻、白胡椒。

4. 胃虚气滞

辨证：胃痛喜按，每痛甚时即大便，解便后痛即减轻；噫气，冒酸，舌苔白腻、质淡红，便溏量少，溺清，脉涩，或沉缓而涩。

治则：温中健胃行气。

方剂：香砂六君子汤合平胃散加减。

药物：木香、砂仁、党参、白术、云苓、广皮、厚朴、茅术、延胡索、炙草。

5. 瘀阻肝郁

辨证：胃脘刺痛，胀满，口不干苦，大便黑色，小便清利，脉弦。

治则：去瘀健胃，疏肝镇痛，

方剂：丹参饮合金铃子散加味。

药物：丹参、檀香、砂仁、延胡索、三七、金铃子。

（三）18 例患者临床资料与治疗结果

本文所介绍的 18 例，多数是先经过钡餐检查或胃液分析，以及大便潜血检验等而确诊者。治疗后，一般症状显著减轻或消失。一般临床症状消失后，尚未经 X 光复查，但经访视后，除 1 例男性病员在 2 个月内胃痛复发外，其余均未复发。

这 18 例患者的性别，男性 15 例，女性 3 例；年龄 16 ～ 26 岁 8 人，27 ～ 37

岁者 4 人，38 ～ 48 岁者 4 人，49 ～ 57 岁者 2 人。病程:半年～ 2 年者 7 人，3 ～ 4 年者 6 人，5 ～ 7 年者 2 人，20 ～ 22 年者 3 人。服药后，自觉症状包括上腹部疼痛消失者 9 例，显著减轻者 8 例。症状消失的日期，自服药日起，1 周内消失者 2 例，2 周内消失者 2 例，4 周内消失者 3 例，6 周内消失者 2 例。显著减轻者：1 周内减轻者 4 例，2 周内减轻者 2 例，4 周内减轻者 2 例，2 周内无改变而出院者 1 例。

（四）典型病例

李某，男，26 岁，四川籍，住成都市四道街 13 号，工人。1958 年 5 月 19 日来门诊。

主诉：上腹部压痛已 4 月余。1958 年 1 月不明原因开始胃痛，在外服中药稍效，同年 3 月 11 日突然呕吐便血，住成都市三医院，经透视诊断为胃溃疡。服中药 2 个月好转出院，出院 10 余天后，上腹部压痛复发，偶尔冒酸打嗝，至今未愈。

检查：营养不良，上腹部中等压痛，查大便隐血阳性。

症状：上腹部痛，喜按，每痛甚时即大便，便后即减轻，噫气，冒酸，面色黄，舌苔白、质淡红，口不干苦，头昏倦怠无力，大便溏，小便清，脉弦缓，右关脉涩。

西医诊断：消化性溃疡。

中医诊断：胃虚气滞。

治法：拟温中健胃行气镇痛法。

方药：以香砂六君子汤合平胃散加减。党参、白术、云苓、木香、砂头、广皮、油朴、茅术、延胡索、炙甘草。

此方加减共服 16 剂，胃痛、冒酸、呃逆及各症逐渐消失，饮食增加，精神好转。俟后未见复发。

（五）小结

1. 从以上所介绍 18 例胃及十二指肠溃疡病的近期疗效，初步可以看出中医治疗本病有一定的疗效。

2. 中医学的经典著作中对现代所称胃溃疡及十二指肠溃疡有明确的认识，积累有一定的治疗经验。同时对本病病因认识的许多方面也与现代医学的认识相近似。

3. 本文只是少数病例的近期疗效观察，至于远期效果如何，还待今后继续观察。

八、处方用药特点

彭老师的临床用药特点，可以用“简、效、联、变、和”五字概括。

（一）简

彭老师处方用药以简单为特点。他每于处方之时，力求药少力专，以期用最少的药物，达到最优的治疗效果。彭老师擅长使用经方，处方用药少则 3 ～ 4 味，多数处方以 6 ～ 10 味居多，而以其病案记载的疗效分析，案中收效颇佳者居多。例如治疗产后伏暑，彭老师以生脉散合六一散加减化裁，全方用药共 10 味，但兼顾产后又时值暑月伤津耗气较甚，全方以补气生津、化湿清暑为主，方小力专。再则，彭老师用药多为常用中药，少有使用民间草药的记载，这也为后人学习模仿彭老师的用药特点减少了障碍。

（二）效

彭老师病案中有部分医案记载了众医讨论辨治的经过，最终共同拟方的案例。从这一类医案中可以看到，由于各医家对于同一病证的切入点及分析角度的差异，虽然各自的辨证都言之有理，但最终能够赞同彭老师的辨治思路，达成一致的治疗方案，说明彭老师的辨治思路经得起推敲，且处方行之有效。

另一方面，彭老师的病案记录中很少有中途完全更换处方思路的情况，多数案例的复诊记录中都是在初诊处方的基础上根据复诊时反馈的症状进行处方调整，往往都是症状改善或者痊愈。以上两点都说明了彭老师处方用药行之有效。

（三）联

彭老师擅用经方，而经方又具有药少力专的特点；根据患者证型的具体情况，将两个或多个经方联合运用，以扩大经方的使用范围，或增加疗效；同样也有仿造经方配伍结构而创制的自拟方，以及灵活应用时方或验方。联合运用现有处方，不仅用药配伍精当，且因已有处方中的药物配伍经历了临证的检验，用于临床也更加安全、有效。例如以麦门冬汤合千金苇茎汤化裁治疗肺胀，两方合用具有扶正祛痰、下散热结，兼行水通瘀之力，标本兼治，可收良效。

（四）变

彭老师无论是辨证，还是处方用药，都透射出灵活多变、随证而动的辨治特点，师古而不泥古。彭老师不仅辨证思路广泛，总能跳出现有辨证的思维定式，寻找到独特的切入点，而且在处方用药上，亦体现出这一特点。彭老师处方除秉承经方思路外，在遇到新症状或已有方药不能完全针对解除现有症状时，敢于随证自拟处方，并能最终收到良好的效果，这无一不有赖于其深厚的学术功底，以及灵活的思维方式，值得我们学习及借鉴。

（五）和

中医秉承“天人合一”的思想，治法中有“和法”，以调和五脏，平衡阴阳，调和寒热，平其亢厉，和解表里。彭老师学术思想中的“和”，不仅体现在“和法”的运用中，更多地体现在用药顺应五脏六腑的生理特点及功能之中。处方用药处处注意不伤正气。若用攻伐峻猛之剂，则在用法或后期调补中予以调护脾胃，把顾护胃气作为首要目标，以恢复患者的正常饮食及健康生活习惯为最终目的。彭老师用药“和”的特点，在治法的运用中体现得淋漓尽致。例如他灵活地以汗法调节五脏阴阳，使五脏功能动态地趋于调整，这一治法在麻杏石甘汤治疗小儿遗尿症中体现得最为突出。亦有运用宣法治疗湿温病，以和法治疗痢疾，等等。

上述五点亦只能反映出彭老师用药的一部分特点，还有诸如剂量的应用，彭老师也是在评估患者的体质强弱及病情缓急、病程长短等多种因素的作用下，综合分析，因人而异。

九、临证经验总结

（一）治温热类疾病以清热滋阴为主

温病致病都有伤阴，尤其是津液的耗伤以及正气虚损两大特点，故以气阴两伤证较为多见；又因兼夹湿邪、食邪、寒邪，或素体虚弱，脾胃功能不足等病因，故临床见证又有虚实兼夹等多种证型。彭老师治疗此类疾病，治法上以补气滋阴增液为主，辅以祛湿清热，或消食去滞，或健运脾胃，总以祛邪而不伤正为目的。以上诸邪的祛除，最终到达脾胃功能的恢复为目标。

温热类疾病，其热邪无论属虚或属实，都极易伤津耗气，彭老师在选药上以甘凉或甘淡为主，以达到祛邪不伤正的目的。如在伤暑的病案记载中处以滑石、薏苡仁之类利湿而不伤正，健脾以行水之品；并配伍石斛、甘草益阴清热，共奏清热祛湿之效，又顾护脾胃。而少用苦寒直折之品，如黄连、龙胆草一类清热泻火之药，若实为病证所需，亦会酌情减量，或配伍白术、焦山楂、建曲一类健脾消食、护胃之品，或配伍吴茱萸一类温燥之品以佐制苦寒伐胃的弊端。在后期调护上，更侧重以恢复脾胃的健运功能为主。例如针对温热病热盛伤阴而致的“两足不能立地，动风抽搐，项强”等动风之证，治法以息风清热、养阴为主。用钩藤、菊花、薄荷息风热；以知母、贝母、连翘清热；配伍增液汤中的玄参、麦冬以增液滋阴。在用法上，亦有用鲜梨汁入药兑服，以增液滋阴。

综上所述，彭老师治疗温热类疾病，有以下几个特点：①治法上以清热滋阴为主，辅以祛邪；②用药上选用甘淡或甘凉之品，祛湿清热而不伤正；③因高热极易导致动风，故治疗上常配伍息风之品；④增液之品除运用增液滋阴药外，还可选用药食两用之品，以易得而不碍邪之品为佳。

（二）强调审明主因，辨证与辨病相结合

中医重视治病求本，审因论治。《素问·至真要大论》云：“必伏其所主，而先其所因。”张仲景在《伤寒论》序言中概括为“千般疢难，不越三条”，后世发展为“三因学说”。彭老师在临证中重视审明病因，分清“主次矛盾”。当主证为主要矛盾的时候，治疗即抓主要矛盾，以治本为主要目的；当次要矛盾表现为危

急症状时，则根据标本缓急原则，治标为先，待病情稳定或缓解后再治本。

中医历经数千年的发展，前人已为我们奠定了丰富的理论基础和临床经验，大多数疾病都可以通过现有的辨证系统，例如八纲辨证、六经辨证、卫气营血辨证、脏腑辨证、经络辨证等来辨析脏腑功能的盛衰及正邪斗争的强弱，从中找出症结所在，提出当前最适宜的治疗措施，也就是辨证施治。不同于辨证施治，辨病施治则是根据前人辨治疾病的经验总结而得出的，是前人临床实践的具体应用，具有专一性和稳定性。现今流传的行之有效的诸多民间验方、单方，多是采用这种辨病施治的体现，这亦是中医临床经验的重要组成部分。

无论是辨证论治，还是辨病论治，都是认识及处理人体疾病的一种方法。临证时，两种方法都以辨识患者疾病的具体病因、病机、症状为首要目的，然后根据上述结论确立患者所患为何证或何病，以此作为选择采用辨证论治或辨病论治的依据。辨病论治在当下西医快速发展，诊断技术、手段不断更新与完善的背景下，可为中医临床诊断提供许多不可缺少的客观事实证据，这不仅能为辨病论治提供帮助，亦可为辨证论治提供客观证据，以提高辨治的准确性和疗效。

（三）善抓主证，不忘兼证

临床上面对病情复杂多变的患者时，往往很难做到面面俱到。而针对主证治疗，待病情缓和时再治疗兼证，就是彭老师临证处理复杂病证的一大特点。一般情况下，彭老师将主证视为“主要矛盾”，兼证为“次要矛盾”。但在兼证成为当下首先需要解决的问题时，“次要矛盾”就转变为“主要矛盾”，需及时处理。主证与兼证不是固定不变的，而是随着病情的变化，处于动态变化中。在某些情况下，二者还可相互转化。例如重病患者，其基础疾病所致的症状为主证，而因其脏腑功能失调，导致腑气不通，出现便秘、腹胀等症状时，此时这些兼证就成为当下的主要矛盾，需要首先解决。又如因肝风内动导致的中风，此时因痰邪上扰清窍，导致窍闭神昏证，这就是当前的主要矛盾，亟需开窍醒神，待病情缓解后，再辨证施治，采用息肝风、镇肝阳、滋肝阴等治法。

在纷繁复杂的病证中，如何准确地抓住主证？彭老师的临床经验是：①重视四诊资料。通过传统的望、闻、问、切，全面、详细了解患者的当前证候及病史，同时结合现今西医诊查、检测手段，还应了解掌握常用西药的疗效及副作用等，以此全方位、多渠道帮助我们完善中医四诊中未能客观反映的情况。不能仅凭一个症状或一个舌象，就仓促地下诊断。②分清主证与兼证。通过四诊所收集到的症状往往纷繁复杂，只有具体了解患者的患病过程及病情演变，再加上正确的分析判断，才能准确地分辨出主证和兼证。需要注意的是，一个病证，其主证往往不是唯一的，兼证也不是仅有一个，分清各自所属症状，即症候群尤为关键，这是分清标本缓急，确立治法的重要依据。③在动态中辨识主证。主证和兼证并非一成不变，而是处在动态变化之中。病情的严重程度可以影响二者的矛盾关系变化，不可死守理论观点，要用动态的观点看待病证的发展变化，跳出固有的理论桎梏，正确辨证施治。

（四）顾护脾胃，重视后天之本

彭老师临证辨治处方用药，极为重视后天脾胃的顾护，用药力求不伤脾胃。若需要使用苦寒之药，都会配伍温中健脾之药，以制约寒凉之品伐伤脾胃。如方中有用黄连除湿清热，则佐以干姜、白术温胃健脾，以达除湿不伤脾胃的效果。在运用滋补方药时，彭老师也每于方中加入健脾理气之品，以防过于滋腻碍胃。如治疗因气血亏虚而成的脱发，运用八珍汤合龟甲等滋补方药时，加鸡内金、陈皮等药以健胃行气。

彭老师治疗温热病亦强调健脾胃以助正气的恢复。如治疗伤暑，患者皆有不思饮食、疲乏少津等气津两伤之证，彭老师采用解暑清热的治法，佐以甘淡、甘凉之品以解暑增津液，并在方中配伍藿香、川木香、砂仁、陈皮一类醒脾开胃之品，以达到祛邪不伤正。而运用醒脾之药，亦是兼顾夏季暑湿困脾，人体脾胃功能有所不足的生理特点，扶脾助胃，有助于正气的回复。

彭老师临证辨治时，每每强调以恢复脾胃自主功能为最终目标。如其在案例复诊或随访记录中，往往都有“饮食已恢复正常”或“饮食大增”“胃口已复”等有关脾胃功能恢复情况的记录，点明脾胃功能已恢复正常，治疗已达到预期目标。

（五）善以赞化血余汤治疗脱发

《素问·六节藏象论》言：“肾者……封藏之本，精之处也，其华在发……肝者……以生血气。”明代张景岳在《类经》中指出：“肾属水，肾藏精，骨藏髓，精髓同类，故肾合骨；发为血之余，精髓充满，其发必荣，故荣在发。”这是对《内经》中肾“其华在发”的补充；“发为血之余”，而肝“生血气”，故肝肾二脏的精血盈亏与头发的生理状况相关。脱发与五脏相关，因其病因较广，各医家治法上根据证型的差异，或以五脏论治脱发，或调和营卫气血论治，或从湿热论治，或以收敛之法收敛止脱，或从活血化瘀论治，或以疏风养血和血之法治之。还有采用针刺、艾灸、穴位注射、皮肤针扣刺等方法进行治疗。亦有采用中药外洗辅助上述一法或多法治疗。还有的医家认为心理因素对脱发具有一定的影响，故从心理疏导进行治疗。

彭老师运用赞化血余丹治疗一任姓男子，时年三十有二，工人。主诉毛发脱落已半年余。1 年前开始出现遗精，或有梦或无梦而遗，约每周 2 次。10 个月前，忽现头顶部落发少许，以后区域逐渐扩大，头皮及额部奇痒，曾先后于成都市某医院用西药治疗未效。现症头发稀疏可数，常戴假发，眉毛全脱，胡须稀少，面色微黑，语音清晰，每周滑精 2 次，眠食与精神尚可，口和，二便正常，舌苔黄白、质红，左尺脉沉细，余脉缓弱。彭老师予赞化血余丹治疗，以党参易人参。

处方：血余炭 10g，枸杞子 12g，熟地黄 18g，当归 12g，菟丝子 12g，鹿胶 12g（烊化），杜仲 12g，巴戟 12g，肉苁蓉 12g，胡桃仁 10g，党参 18g，茯苓 10g，制首乌 30g，小茴香 10g。

水煎服，5 剂。

二诊：患者诉服前方后滑精好转，每半月滑精 1 次，另增口渴，舌脉同前。原方去小茴香、杜仲、巴戟天等辛温药，加入生地黄 12g 以凉血；女贞子 12g，旱莲草 12g，怀山药 20g 以补肾益阴。上 15 味，共为细末，蜂蜜和为丸，每日 3 次，每次服 10g，空腹服，温开水下，共 8 剂。另配八珍汤加首乌，每日用水煎服，以调补气血。

处方：党参 15g，白术 12g，茯苓 12g，甘草 3g，当归 12g，生地黄 12g，白芍 12g，川芎 6g，制首乌 30g。

水煎服，4 剂。

三诊：一周后复诊，诉已不滑精，新发与胡须逐渐生长。舌脉同前。原方再进 4 剂。

四诊：一周后再次复诊，见胸闷，舌苔黄腻。此乃前药养阴太过，故致湿邪内起而现上述症状。仍用原方去生地黄，加陈皮，以和中快膈而燥湿。

处方：党参 15g，白术 12g，茯苓 12g，甘草 3g，当归 12g，白芍 12g，川芎 6g，制首乌 30g，陈皮 10g。

水煎服，8 剂。

五诊：10 日后复诊，胸已不闷，头发与胡须生长较多。舌苔黄，脉缓。原方去陈皮，再进 8 剂。

六诊：10 日再诊，头发、眉毛、胡须均不断生长，患者极高兴。舌脉同前。原方之丸剂、汤剂再各进 4 剂。此后 3 个月患者未来复诊，故随访，见患者头发、眉毛、胡须已全部生长，头已未戴假发。次年又随访患者 1 次，头发仍未见脱落。

彭老师认为，此案属肾气阴两虚导致发无所养而致全脱，是属“虚损”之证。张仲景《金匮要略方论·血痹虚劳病脉证并治》说：“夫失精家，少腹弦急……发落。”巢元方《诸病源候论·虚劳失精候》说：“肾气虚损，不能藏精，故精漏失，其病小腹弦急……发落。”李中梓《医宗必读》针对“遗精”说：“以不梦而自遗者，心肾之伤居多；梦而后遗者，相火之强为害……治之之法，独因肾病而遗者，治其肾。”本病患者于 1 年前常患遗精不止，直到目前，仍每周滑精 2 次，可见患者之头发脱落属肾亏无疑。本证因长期遗精，必致伤肾；又因肾虚不固，故每周滑精 2 次。肾虚与遗精二者互为因果。脑为髓海，肾精、肾气主之，现肾的气阴亏损，无以养发，故头发脱落。汪讱庵在《本草备要》对“发”注释说：“眉属肝……须属肾。”此因肝肾同源，肾水不能养肝，故眉毛全脱；肾虚，则胡须失其所养，故脱落而稀少。肾气阴两虚，故舌苔黄白、质红，面色微黑；真气虚衰，故脉缓弱；阴精亏损，故左尺脉沉细。因此，彭老师立补养肾气肾阴，佐以和中开胃法，用张景岳“赞化血余丹”治之。方中以血余炭补阴和血；枸杞子助阳生精；熟地黄以补真阴；当归和血脉；菟丝子壮阳滋肾；鹿角胶补肾强精；杜仲合巴戟天共补肾气；肉苁蓉配伍胡桃肉补下元虚损；党参益气和中；茯苓健脾和胃；制首乌填精益髓；小茴香理气开胃。补肾药中加入健脾调中药者，因补后天，即可以养先天也；滋补药中加入理气开胃药，因恐滋腻之药有碍脾胃运化。此方既能补肾填精，又能补气养血，即《素问·阴阳应象大论》“形不足者，温之以气；精不足者，补之以味”之意。

赞化血余丹出自张景岳《景岳全书·新方八阵》:“此药大补气血，故能乌须发，壮形体，其于培元赞余之功，有不可尽述者。”此注解已明言此方培补气血，填精壮形，具有乌须发的功效。本方为大补元煎去山药、山茱萸、炙甘草，合右归丸中的鹿角胶、菟丝子，再添血余炭、肉苁蓉、胡桃仁、茯苓、制首乌、小茴香。张景岳在大补元煎中言:“此回天赞化，救本培元第一要方。本方与后右归饮出入互思。”右归丸“速宜益火之原”。赞化血余丹中不仅具有上述两方中培补精血的药物，还增添乌须发、敛血止脱，以及健脾行气之药，以防药物过于滋腻碍脾不易吸收的弊端。因此，本方可收到补肾益气，养血止脱的良效。

（六）常以封髓丹加减治疗齿痛

彭老师临床遇齿痛患者，本叶香岩《外感温热篇》所说“齿为骨之余，龈为胃之络”的理论治疗，无论齿龈肿或不肿，也不分齿痛的部位在何侧，均以“封髓丹”加减。共治 2 例，效果良好。热重的加重黄柏，另加知母，减少砂仁；热轻的，素有胃气虚弱疼痛的，加重砂仁，减少黄柏剂量，不加知母。因黄柏、知母既可泻阳明胃与大肠之热，又可补少阴肾水，所以不论胃热上冲或肾水虚的齿痛，均宜服用。同时方中砂仁、甘草有健胃和中的作用，与知母、黄柏合用不致苦寒伤胃阴。彭老师尚将此两例病案列出，颇具典型性。

例一 陈某，女，58 岁。1961 年 3 月 18 日初诊。

主诉：右上侧臼齿齿龈肿痛已 1 周。1 周前因食煎炒食物后开始齿龈肿痛，食时咀嚼困难，口渴，舌白微黄有津，舌质红，右脉洪数有力。

诊断：胃热上冲。

治则：清热佐以健胃。

处方：砂仁 15g，黄柏 9g，知母 9g，甘草 6g。

水煎服，2 剂。

自服上方后，未来复诊。同年 4 月 12 日，因患其他病来应诊，诉服前方 2 剂后齿痛愈。

例二 严某，女，61 岁。1961 年 11 月 29 日初诊。

主诉：左上下侧臼齿疼痛已 3 天。3 天以来，不明原因发生齿痛，齿龈不肿，食时影响，咀嚼困难，口微渴，苔薄白，舌质红，右脉弦大而数，左脉细。

诊断：肾阴虚（阴虚火旺）。

治则：补水泻火，佐以健胃。

处方：知母 9g，黄柏 9g，砂仁 3g，甘草 9g。

水煎服，2 剂。

日后探询患者，诉服上方后齿痛已愈。

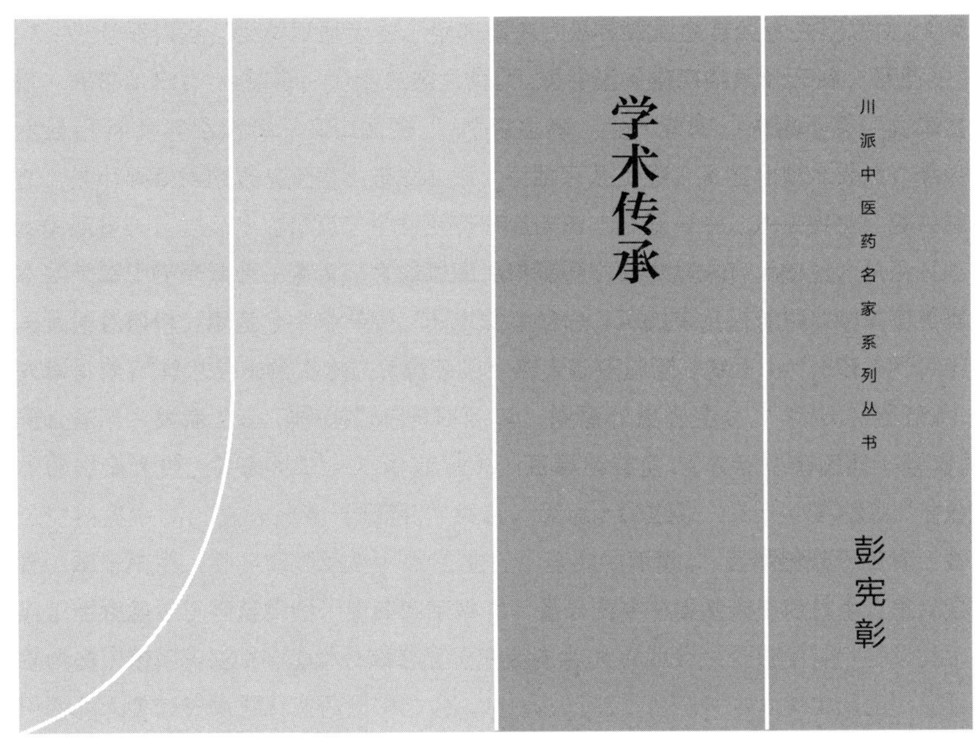
学术传承
川派中医药名家系列丛书
彭宪彰

一、马烈光

马烈光（1952—），1969年参加医疗卫生工作，1974年进入成都中医学院本科学习，毕业后留校从事《黄帝内经》及中医养生学教学、临床、科研及科普工作至今。1985～1986年底在上海中医学院（现上海中医药大学）完成硕士研究生课程学习。现任成都中医药大学教授、博士研究生导师、养生康复学院名誉院长，贵州中医药大学中医养生学院名誉院长，《养生杂志》主编，世界中医药学会联合会养生专业委员会会长等。

为全国中医养生学科创始人，国家中医药高等学校教学名师。国家中医药管理局重点学科"中医养生学"学科带头人，全国老中医药专家学术经验继承工作指导老师，国家中医药管理局首批文化科普巡讲专家及评审专家，国家中医药管理局"全国优秀人才研修项目"授课专家，全国中医药文化建设先进个人，四川省名中医，四川省中医药学术与技术带头人等。

马烈光在本科学习期间，曾聆听彭老师讲授《中医基础理论》《中医内科学》等课程，并跟随彭老师门诊侍诊学习。毕业留校后，又长期受彭老师耳提面命，传授中医教学及临床经验，获益匪浅，遂奉为恩师。尤其早年校勘《实用中医内科学》过程中，常常向彭老师请教。彭老师亦倾囊相授，耐心指导，师生之情甚笃。

（一）辛勤耕耘，创树学科

中医养生历史悠久，博大精深，但一直未能形成独立的学科。直到近现代，随着中医学分科愈细，中医养生学才渐趋学科化，呈现出学科独立的趋势。马烈光是现代最早研究中医养生学的专家之一，在前人的基础上总结凝练了中医养生学基本学科体系，是中医养生学科独立的倡导者和发起人，并最终促成了中医养生学科的独立，对学科建设和发展影响重大，可谓现代中医养生学科的奠基人。

成都中医药大学于20世纪80年代开设中医养生康复学课程，马烈光当时已是主讲教师，但学科一直未受重视，发展不快。转折发生在21世纪初。当时，国家中医药管理局决定在护理专业范围内，编写一本《养生康复学》规划教材，经过投标，这个任务落在了马烈光身上。经过一番努力，《养生康复学》在 2005 年 8 月出版并在当年护理专业新生中使用。这本教材汇聚了他几十年辛勤耕耘的成果，是我国养生领域第一部本科学历规划教材（之前均为试用教材），2006 年被教育部评选为“普通高等教育‘十一五’国家级规划教材”。从此，马烈光在校内外声名渐著，先后又主编了《中医养生保健学》《汉英双语·中医养生学》等规划教材。

2011 年，全国中医药行业高等教育“十二五”规划教材编写工作启动，马烈光被遴选为《养生康复学》主编。鉴于当时中医养生学的发展状况，马烈光在主编会上大声疾呼，向领导陈情，呼吁将《养生康复学》更名为《中医养生学》，并强调应将该教材提升入中医的基础类教材序列中，供所有中医专业使用。马烈光的意见，获得了与会专家和其他教材主编的支持，也得到了领导的重视和同意，教材由此更名。“十二五”行业规划教材《中医养生学》的问世，标志着中医养生学在中医范畴内得到认可，也使这门学科在中医学领域回归了应有的地位，是现代中医养生学发展史上的一次重大飞跃，具有划时代意义。其后，马烈光又主编了全国中医药行业高等教育“十三五”规划教材《中医养生学》《中医养生学导论》及供研究生使用的国家卫生和计划生育委员会“十三五”规划教材《中医养生保健研究》，尚主编了全国中医药行业高等教育“十四五”规划教材《中医养生学》，由此进一步巩固了中医养生学的学科地位，也提升了他在中医养生领域的学术地位和社会影响。

有这些学科建设成果的铺垫，在马烈光的带领下，成都中医药大学成功申报了国家中医药管理局的中医养生健康重点研究室和中医养生学重点学科，不久又建立了中医养生学教研室，并在全国率先建立养生康复学院。就这样，成都中医药大学的中医养生学科从创立到初具规模，迈出了“创业艰难”的第一步。其后，中医养生学的学科独立问题得到了教育部的重视。2016 年 8 月，由教育部和国家中医药管理局发起，在南京召开了“中医养生学专业设置”论证会。马烈光在会上向出席论证会的教育部及国家中医药管理局领导详细汇报了他早已酝酿多年的中医养生学学科蓝图，强烈呼吁在 5 年制本科专业规划中独立设置中医养生学二级学科，得到了与会专家的热烈响应，也得到了领导的支持。至此，倾注马烈光40年心血的中医养生学科宏伟大厦终于屹立起来。

（二）《内经》研究，成果丰硕

《黄帝内经》是“医家之宗，奉生之始”，是中医学理论的奠基之作。马烈光认为，欲修习中医者，必精研《内经》，否则就犹无源之水，无本之木；就没有根基，或根基不牢固。他自1977年大学毕业留校，直至2015年退休，一直在成都中医药大学内经教研室从事《黄帝内经》的教学和研究工作。其间于1981年在山东中医学院（现山东中医药大学）由卫生部委托主办的全国《内经》高级师资班进修学习，并于1978～1979年在成都中医学院1968～1971届回炉进修班学习；1985～1986年底，在上海中医学院攻读硕士研究生课程，师从全国著名《内经》专家凌耀星教授。他在长期的《内经》教研工作中，取得了丰硕成果。

1. 精校《黄帝内经太素》

马烈光在20世纪80年代，与教研室诸位老师一起，精研精校隋代杨上善所著《黄帝内经太素》（简称《太素》）一书，并出版了《黄帝内经太素校注》（简称《太素校注》）及《黄帝内经太素语译》两本《太素》研究专书，是国内首次对《太素》精校精注之作，有力推动了《太素》的研究。

该书主要特点：①主杨说，纠误训。《太素校注》一书中，多保留了杨注原貌。书中对杨注确为误训之处，则取证以指其非，这样最大限度地保留了杨注的原貌和《太素》的完整性。②凭实证。共出校注8000余条，每注一音，每释一词，每解一句，每举一例，都力求有根有据，有证有凭，杜绝臆测之词，摈弃主观之论。③尚简要。《太素校注》以准确简洁为能，不以繁征博引为上，故除个别难词详加注释外，多数条目的释文不超过100字。④多修改。《太素校注》是原卫生部选定的第一批整理的11部重点中医古籍之一，也是一部分量重、难度大、研究基础薄弱的古医籍。课题组自受命以来，勤勤恳恳，十载于斯。对底本的抉择，内容的安排，音义的辨析，书证的收寻，文字的琢磨，几经研究，几经修改，最终完成了200多万字的著作，填补了当时研究整理《黄帝内经太素》的空白。

2. 对《内经》阴阳五行的科学论证

长期以来，人们对阴阳五行的问题争论不休、科学与非科学之争、朴素与非朴素之争、彼此孰存孰废之争，一直没有定论。马烈光认为，争论不休的根本原因在于没有按照阴阳五行的本来面目去认识阴阳五行。即是说，把阴阳五行作为单一的哲学概念来看待，忽视了阴阳五行所固有的自然科学概念，因而混淆了特殊规律与普遍规律的关系，这是不符合《内经》旨意的。他研究发现，在《内经》中，阴阳五行不仅具有哲学的概念，而且还作为自然概念而存在，在我国古代天文、气象、历法、生物、地理、数学等自然学科中有着较为深厚的科学基础。作为自然法则的阴阳五行，与中医学紧密结合后，不仅在总结前人医疗经验和发展中医学理论方面起到了重大的作用，而且也是从特殊规律升华为普遍规律的哲学概念所产生的重要基础。所以，如果把阴阳五行仅作为单一的哲学概念看待，忽视了它先于哲学产生的自然科学基础，这不仅抹杀了它固有的科学性，而且在认识上不能澄本清源，会使人们陷入无休止之争。对此，他撰写了《论黄帝内经阴阳五行的自然法则》一文，近万字，分三期刊登在台湾《自然疗法》杂志上。文章一经刊出，就在中医学术界产生了不小的反响，为中医阴阳五行学说的诸多根本性问题的解决提供了合理的认识。

3. 挖掘《内经》养生学术

《黄帝内经》不仅是“医家之宗”，更是“奉生之始”。马烈光认为，《内经》也是一本养生学巨著，奠定了中医养生学的理论和实践基础。而在20世纪80年代时，对《内经》的研究角度主要在“医”，甚少有专门探讨研究《内经》养生学贡献和成就者。故此，马烈光在与教研室几位老前辈商讨后，另辟蹊径，将自身的研究领域转向了《内经》养生学术研究，并向学校申报为本科生增设了养生康复学课程，走在了全国养生研究的前列。以至此后作为硕导，直至博导，研究方向即为“《黄帝内经》养生理论与实践研究”。马烈光在中医养生学方面的研究成果十分丰富，尤其21世纪以后，其研究眼光已不仅限于《内经》，甚至将主要研究方向转向了中医养生学，全方位开展中医养生研究。如果仅从《内经》角度来看，其将《内经》与养生结合研究的成果主要有二。

（1）总结了《黄帝内经》的养生学贡献

马烈光充分论证了《内经》对养生学的贡献，对《内经》在养生学中的地位进行了科学定位，并将其反映于他所主编的历版《中医养生学》规划教材中。他认为，《黄帝内经》的成书是中医养生学史上的一块里程碑。《黄帝内经》构建了中医养生学的理论体系，中医养生学的基本观点、基本法则和诸多养生方法在

《黄帝内经》中都有充分论述。《黄帝内经》尚强调指出，养生不仅仅是一个用治疗方法来解决的医学问题，也是一个如何正确处理生活方式的问题，更重要的还是一个社会问题。至此，养生学成为中医学的重要组成部分，其理论、观点和方法归属于中医学术体系之中。

（2）发皇《内经》养生五大法则

《黄帝内经》首篇《上古天真论》即提出养生五大法则："法于阴阳，和于术数，食饮有节，起居有常，不妄作劳"，这是《内经》养生总法则。马烈光在当时成都中医药大学诸多《内经》研究巨擘的影响和指导下，对《内经》养生五大法则进行了阐发，其学术思想凝结于《聆听李老（李斯炽）论养生》一文中。其认为"法于阴阳"，即指顺应阴阳变化的自然规律，是最根本的养生大法；"和于术数"，就是运用多种养生方法，锻炼形体，而《内经》既有主动练形的"导引"，又有被动按摩的"按跻"运动，说明《内经》时代已盛行多种运动锻炼方法；"食饮有节"，即合理调节饮食五味，保证各种营养物质的比例均衡，对于维持健康、延年益寿具有十分重要的意义；"起居有常"，即劳逸适度，生活作息有规律，才能保持生命力长久不衰；"不妄作劳"，即强调不宜过度劳累，应注意体力劳动和脑力劳动不能过度，还包括房劳。

（三）教书育人，业绩斐然

马烈光自从1977年毕业留校以来，长期从事《黄帝内经》和《中医养生学》的教学工作，平均每年在校内承担《内经》及《中医养生学》教学任务200余课时。近年来，为鼓励新进，校内的教学任务逐渐放手于年轻老师，并时常对他们的教学进行指导，颇为青年教师赞佩。他经常受邀在校内外举行《内经》讲座和培训课程，如每年承担四川省中医药管理局全科医师培训的《内经》教学任务等。他善于因材、因人施教，无论本科生、研究生、进修生、外国留学生，在听完课之后，都有如沐春风之中受时雨之化的共同感受。他在教学实践中，逐渐摸索出教学规律，尤其深感要处理好教学与治学的文与医、入与出、博与专、识与术、学与问等五种关系。他认为，教学与治学之道，既要知于文，还要工于医；既要深入于内，还要浅出其外；既要有相当的博，还要有相当的专；既要有卓越的识，还要有精湛的术；既要有深厚的学，还要敢大胆地问。这是时代进步的要求，合格《内经》教师的必需。

（四）恪遵《内经》，精行仁术

马烈光长期在成都中医药大学附属医院呼吸科和老年病科坚持门诊临床，平均每周两个半天，接诊70余人，还长期担任临床带习本科生、外国留学生及硕士、博士的研究生工作，先后被评为四川省名中医、四川省中医药学术与技术带头人、全国老中医药专家学术继承工作（中医养生学）指导老师，获得“四川省卫生健康从业50年荣誉奖章”。在长期临床实践中，他认为医乃仁术，医家之“仁”，落脚点在“济世活人”四个字，“不为良相便为良医”是古今所有中医人的共同认识。早在《黄帝内经》的《灵枢·师传》篇就已指出，医者当“上以治民，下以治身，使百姓无病”。医学的传承更看重医德，择人而传，所谓“非其人勿教，非其真勿授，是谓得道”（《素问·金匮真言论》）。古今名医之所以为人所敬重与传颂，除了医技高超外，更重要的是他们的医德高尚。从扁鹊、华佗，到“杏林春暖”的董奉，再至唐代孙思邈及其后历代无数名医，均谆谆教诲行医当首重医德，谨记“医者父母心”，才不负病家的性命相托。孙思邈更精辟地将医德医风总结为“大医精诚”，同时代的王冰注《内经》时，在序言一开始就指明：“夫释缚脱艰，全真导气，拯黎元于仁寿，济羸劣以获安者，非三圣道则不能致之矣。”马烈光还极力倡导业医应谨遵“上工治未病”的思想，认真在临床开展《内经》以降的养生学术及其实际应用研究。

（五）笔耕不辍，硕果累累

马烈光一直笔耕不辍，著述颇丰，达数百万言，堪称洋洋大观。曾作为副主编参与全国高等中医药院校教材《内经选读（案例版）》的编写，并主编出版《〈黄帝内经〉精要九讲》《〈黄帝内经〉养生宝典》《〈黄帝内经〉七篇大论通释》等《内经》养生研究类学术专著40余种；在国内外刊物上公开发表学术论文100余篇，收到很好的社会效益。近年来，尚担任《中国大百科全书》中医药学科《中医养生学》分册主编，这是《中国大百科全书》第一次将中医养生学独立成册，对于学科及专业的发展具有重要意义。

在辛勤笔耕过程中，尤其在《黄帝内经》的整理研究和《中医养生学》教材及《中医养生学辞典》等编撰中，他总结出了整理古籍和编撰工作“四要素”：①勤于收集。“长袖善舞，多财善贾”，资料贫乏是编撰书籍的致命伤；资料充实，方能在选用时取舍自如，左右逢源，得心应手。这是古今中外治学编书的一条颠扑不破的真理。②精于鉴别。《黄帝内经》和其他古籍内容一样，精华和糟粕杂糅，这需要做精细鉴别，编撰过程中，“识”“术”“学”三者缺一不可。三者之中，“识”尤为重要。③善于编撰。《黄帝内经》等古籍中，古人见解常常是大道多歧，其中孰当存、孰当废，孰为经、孰为纬，孰为主、孰为从，孰为先、孰为后等，学者都应搞清楚，写得明明白白。④严于校核。马烈光发现，古籍中存在五不当：分合不当，一也；繁简失中，二也；精粗混淆，三也；杂乱无章，不便检寻，四也；草率成书，未加查证，五也。整理编撰古籍，必须从头至尾，宁神定志地逐字精校，逐条细勘，而后积聚成秩；必须语语校其指归而意义乃明，字字索其根据而佐证乃确。稍有差忒，则失之毫厘，谬以千里。

（六）学术交流，蜚声中外

40多年来，马烈光担任多个学术团体负责人，积极参加各种学术交流活动，足迹遍及海内外，声明远播。国内重要学术活动如1987年“中华中医药学会内经专业委员会成立大会暨首届学术交流会”在北京召开，马烈光完成了《论黄帝内经阴阳五行的自然法则》一文，并在大会上以该题目做了主旨演讲；2002年至今，参加科技部等部委主办的“中医药现代化国际科技大会”，近些年还任养生分会场的主席，发表主旨演讲；2010年至今，参加多届“海峡两岸养生论坛”，均做主旨演讲，并被推选为“海峡两岸医药交流协会”顾问；2011年参加“第一届诚信大会”，与儒学泰斗汤一介先生交流儒家养生；2015年，在人民大会堂举办“世界中医药学会联合会养生专业委员会”成立大会及首届学术交流大会，并被推选担任首任会长，世界中医药学会联合会养生专委会每年均举办学术年会，至今已举办8届。

境外交流方面，经常接待来自日本、德国等国家和地区的考察团，并多次受邀赴美国、日本、英国、德国、法国、荷兰、瑞士、新加坡等国家和我国港澳台地区讲授《黄帝内经》养生研究经验。如2006年在香港大学发表题为“内经养生贵在三通”的主旨演讲；2010年在新加坡国际抗衰老大会上以“黄帝内经性衰老认识的超前性”为题做主旨演讲；2013 年在美国纽约州立大学应邀做“论《内经》生殖健康观”的主旨演讲；尚在纽约联合国总部发布“世界养生宣言”；2013 年在台湾慈济大学做“内经养生 博大精深”的主旨演讲；2015 年在英国、德国、法国、荷兰等国家讲学；2017 年赴德国主持召开“中德国际养生大会”，并做“论神秘悠久的中国养生文化”演讲等。其在国际养生健康界享有颇高声望和影响。

（七）重视科普，传播养生

马烈光不仅重视医教研，还十分重视养生科普，始终秉持《黄帝内经》“君王众庶，尽欲全形”的经旨；认为养生重在普及，只有通过科普，才能让学术贴近大众，让每一个人明养生之理、习养生之术、得养生真道，实现“共保天年，同登寿域”的医家和养生家的社会理想。因此，马烈光经常参加各种科普演讲，常通过电台、电视台等媒体宣讲养生，尚撰著许多科普专著。

科普活动方面，马烈光连续参与主办八届“中华养生健康国际论坛”，每届大会均做主旨演讲；连续三届参与组织“米易中华养生健康产业发展高端论坛”，向当地宣传中医养生文化知识；受邀在“金沙讲坛”宣讲养生，多次接受“新华网”“香港卫视”及《四川日报》《成都日报》，以及德国《中医药学报》等媒体采访，应邀在《华人时刊》《中国中医药报》开办马烈光养生专栏；每年受邀为政府部门、企事业单位宣讲养生，传播养生知识；多次参加国家中医药管理局组织的中医药文化科普巡讲活动，多次担任中医文化科普竞赛专家组长。尤其自 2009 年开始，马烈光教授创办《养生杂志》（月刊），并受邀长期担任主编，对杂志方向、风格、稿件质量等均严格把关，保证了其对科普性和专业性的兼顾，每期还在“主编心语”栏目撰写科普文章。编撰《黄帝内经饮食养生宝典》《茶包小偏方速查全书》《走好中医科普路》《马烈光养生新悟》《养生保健丛书》（10 部分册）等科普专著 20 余部，撰写科普类文章百余篇。

由于在养生科普方面贡献突出，马烈光被遴选为国家中医药管理局首届文化科普巡讲专家及评审专家，被评为“全国中医药文化建设先进个人”，并兼任中国教育网络电视台健康台专家委员会主任委员、世界健康促进联合会名誉会长，《美国中华医药杂志》《养生大世界》第一副总编，《环球中医药》、香港《紫荆养生》等杂志顾问。

二、彭淑芳

彭宪彰之女，1956 年生，从事中药调配、处方审核工作 40 多年，曾在成都中医药大学附属医院担任药剂师，擅长中药调剂、中药制剂、中药炮制技术、中药鉴定等专业技术。

彭淑芳在坚持彭宪彰学术方面，继承和创新相结合，探索传统中医药和现代诊疗技术的有机结合；坚持理论和实践相结合，将所学所悟的经验应用到临床药学上去，学以致用，服务广大患者；坚持归纳和总结相结合，不断积累经验，形成成果，做出成绩。彭淑芳能够在 46 年时间里保持“传承、宏扬”初心，将彭宪彰优秀的中医思想、精湛的医学水平、醇厚的中医文化继承延续下去，为彭宪彰的学术发展添砖加瓦。

作为继承人，彭淑芳除继承彭宪彰的学术思想，还将自己毕生所学总结出来的医药知识无偿传授给侄子，让他们明白：中医药经验是继承的关键，医药一家。

2016 年，彭淑芳作为副主编参与编写《彭宪彰伤寒六十九论》（中国中医药出版社出版）。

三、彭继友

彭宪彰之孙，1972 年生，中国政法大学民商法在职研究生学历，副主任中医师，执业药师，执业律师，毕业于成都中医药大学针灸推拿专业及成都体育学院中医骨伤专业，师承李克光教授，现从事中医临床工作，为中国医院协会医疗法制专业委员会委员。曾于四川大学华西医院及成都第七人民医院进修学习。先后发表“麻杏石甘汤加减治疗呼吸道感染后慢性咳嗽的临床效果观察”“浅谈慢性阻塞性肺疾病呼吸肌疲劳的中医诊治”“探讨柴胡疏肝散在中医内科的临床运用”“中医治疗神经内科失眠患者临床的疗效分析”等论文数篇，参编《彭宪彰伤寒六十九论》。

彭继友擅将彭宪彰临床经验融于自身实践，对“麻杏石甘汤”“柴胡疏肝散”等方的运用颇有心得。他在“麻杏石甘汤加减治疗呼吸道感染后慢性咳嗽的临床效果观察”一文中提出运用麻杏石甘汤治疗呼吸道感染后慢性咳嗽，能够有助于改善患者的支气管痉挛，起到良好的清热解表、清肺平喘的效果。方中杏仁能够降肺气，而石膏与麻黄则能清肺平喘，有助于改善患者的病情，使患者的机体免疫力得到增加。实际案例的观察研究也显示，针对呼吸道感染后慢性咳嗽患者应用麻杏石甘汤加减治疗效果明显，可以使治疗有效率提升，改善患者的生活质量，是一种安全有效的治疗方案，具有良好的应用价值。这是对彭宪彰麻杏石甘汤运用经验的继承与发挥。在“探讨柴胡疏肝散在中医内科的临床运用”一文中，通过自身的临床观察，提出柴胡疏肝散在提高慢性萎缩性胃炎患者治疗的总有效率、降低患者病情复发概率方面有着十分理想的效果，中医中药对治疗慢性萎缩性胃炎有着效果好、费用低、不易复发的优点，值得临床医师推广使用。

四、彭吉敏

彭宪彰之孙女，1976 年生，大学本科，副主任医师。毕业于成都中医药大学中医专业和成都体育学院运动医学系中医骨伤专业。曾在华西第一附属医院、四川省中医院进修学习。师从四川省名老中医钟枢才主任。得到著名疼痛医学家宣蛰人教授亲传弟子、中国软组织外科学超声治疗学领域专家杜厚毅教授亲传指点。从事临床工作 20 余年，对中西医结合诊治内儿科常见病的经验丰富，擅长针灸、刃针、火针、穴位埋线、大功率超声波渗透治疗各种颈肩腰腿痛、顽固性面瘫、软组织损伤。在国家级刊物发表多篇论文，如《浅谈全科医师在社区工作中医疗风险的防范》《社区门诊中老年高血压患者血压控制不佳原因分析》等，获得武侯区首届“十佳社区医生”称号。

彭吉敏对彭宪彰“麻杏石甘汤加味治疗肺热型小儿遗尿”的临床经验在继承基础上，对其发病机理有新的理解。她认为此类遗尿是由于肺热郁结，导致肺气不宣，肺气升降失常，肺气郁闭，上不能散精于脑，脑窍失灵，不能协调人的精神意识、思维及脏腑的功能活动；下随经络影响肾及膀胱，肾水不摄，膀胱开阖失调，进而导致膀胱不约，遂引发遗尿。治病必求于本，取下病上治之意，以宣代清，故采用张仲景《伤寒论》中的“麻杏石甘汤”加味，宣肺清热利水，宣上焦肺热，利下焦水液。

论著提要

川派中医药名家系列丛书

彭宪彰

一、论文

1. 彭宪彰 . 毛发全脱 1 例治验 . 成都中医学院学报，1958（1）：29–30.

2. 彭宪彰 . 治疗 18 例消化性溃疡病的初步观察 . 成都中医学院学报，1959（3）：29–31.

3. 彭宪彰 . 高血压治疗初步观察 . 成都中医学院学报，1960（1）：9.

4. 彭宪彰 . 心脏病的治疗探讨 . 成都中医学院学报，1960（1）：14.

5. 彭宪彰，马援 . 治愈尿崩症一例报告 . 福建中医药，1964（6）：22–23.

6. 彭宪彰 . 交泰丸治愈失眠症 1 例 . 成都中医学院附院资料选编，1976（2）：32.

7. 彭宪彰 . 封髓丹加减治愈齿痛 8 例 . 成都中医学院附院资料选编，1976（2）：41–43.

8. 彭宪彰 . 治疗毛发全脱 2 例验案介绍 . 成都中医学院附院资料选编，1977（4）：32.

9. 彭宪彰 . 用麻杏石甘汤加味治愈遗尿症 . 新医药学杂志，1977（11）：31–32.

10. 彭宪彰 . 对猪肤汤“白粉”的一点浅见 . 成都中医学院院刊，1980（5）：5.

11. 彭宪彰 . 读《伤寒论》一节的体会 . 成都中医学院院刊，1980（5）：6–7.

12. 彭宪彰 . 对《伤寒论》第 41 条“小青龙汤主之”之我见 . 成都中医学院院刊，1980（6）：7–9.

13. 彭宪彰 . 读《伤寒论》原文一点体会 . 成都中医学院附院资料选编，1980（10）：5.

14. 彭宪彰 . 伤寒六十八讲（待续）. 成都中医学院学报，1982（3）：73–74.

15. 彭宪彰 . 治疗遗尿症的点滴经验 . 四川中医，1982（创刊号）：37–39.

16. 彭宪彰 . 脱发治验 . 成都中医学院学报，1982（4）：45.

17. 彭宪彰 . 赞化血余丹加味治疗严重脱发 . 四川中医，1983（1）：24.

18. 彭宪彰，张开荣 . 呃逆、久泻、口舌糜烂 . 四川中医，1983（5）：23–24.

19. 彭宪彰 . 伤寒六十八论（续）. 成都中医学院学报，1983（4）：51–54+68.

20. 彭宪彰 . 伤寒六十八论（三）. 成都中医学院学报，1984（1）：57–60.

21. 彭宪彰 . 伤寒六十八论（四）. 成都中医学院学报，1984（2）：48–50.

22. 彭宪彰 . 伤寒六十八论（五）. 成都中医学院学报，1984（3）：53–55.

23. 彭宪彰，彭绍前 . 逍遥散加减治疗脱发症经验 . 成都中医学院学报，1984（4）：11+6.

24. 彭宪彰 .《伤寒》六十八论（六）. 成都中医学院学报，1985（1）：49–50.

25. 彭宪彰，彭绍前 . 验案三则 . 四川中医，1985（2）：9–10.

26. 彭宪彰，彭绍前 . 胁痛（胆结石）治验 . 四川中医，1986（1）：22.

27. 彭宪彰，彭绍前，彭绍贤 . 癥积 . 四川中医，1989（2）：24.

二、著作

叶氏医案存真疏注 . 成都：四川科学技术出版社，1984.

《叶氏医案存真》乃叶天士家传验案，其辨证之精，用方之巧，较《临证指南医案》尤多神奇之处，可谓医案中之精华，为后世医者习之范本。彭老师对清代温病学家叶天士学术思想的研究造诣颇深，他从《叶氏医案存真》的验案中于个人有所体会者选出一百案，引用《内》《难》、仲景及汉代以下诸名家之说，以及《临证指南医案》等文，融会己见，用浅显文体，加以疏注、解释，畅发其中奥义，以资后学借鉴。其中还穿插彭老平时利用叶氏之方法治病而收效显的典型病案，可谓相得益彰。

附：李克光、李仲愚教授为《叶氏医案存真疏注》所作序言

李克光序

《叶氏医案存真》一书，乃我国清代医学大师叶天士家传验案，其辨证之精，用方之巧，较诸叶氏门人华岫云所辑之《临证指南医案》尤多神奇之处，故是书真可称医案中之精华，业医者不可不读也。

1937年，松江李启贤先生曾选录书中百案详加解释发挥，编成《叶案疏证》，并由上海求恒书局发行海内，嘉惠后学，其功非浅。

吾友彭君宪彰，自幼勤奋好学，精研医理。40年间，岐黄仲景之书无不通晓，而于天士之学造诣尤深。20世纪60年代初期，彭君即潜心探讨《叶氏医案存真》中未经李启贤氏既证之各案，逐一加以校释，至1966年已积成百案。此后又反复琢磨，几经修订，近年来已蔚然成编，命其书名为《叶氏医案存真疏注》。余以工作之机，得遂先睹之愿，窃以为彭君之《叶氏医案存真疏注》与此前李启贤氏之《叶案疏证》二书各析百案，议论宏深，发皇妙理，具现卓识，真可谓珠联璧合，后先辉映。捧读再三，颇受教益，爰志数语，用申谢忱。

李克光

于成都中医学院

1982年10月

李克光（1922—），曾先后担任全国人大代表、中国农工民主党中央常委和四川省主委、四川省政协副主席、四川省中医药研究院创院院长和终身名誉院长、成都中医学院副院长等。

李仲愚序

宪彰彭君，其为人也，笃实恬静；其治学也，精进勇猛。余与先生同窗共寝20余年，亲见其自强不息之毅力，二十载如一日。平时除研究中医学之经典著作

以外，于叶氏学说与医案等亦深有研究。其所疏注《叶氏医案存真》一书，数年以来，夜夜挥毫，寒暑雨晴，风驰电掣，雷震霜威，无或懈焉。其了义之精湛，乃平时学习之心得，与多年临床经验之结晶。设使叶氏复生，见其所注，亦当叹斯道后继将不乏其人矣！此非有大誓愿而有大事业欤？疏注告竣，实为往圣继绝学，为后世开坦途，于“四化”之贡献岂小也哉！

李仲愚

于成都中医学院

1982 年 10 月

李仲愚（1920—2003），主任医师，享受国务院政府特殊津贴，曾任成都中医学院附属医院针灸指针研究室主任、康复科主任，四川省政协委员，兼任中国针灸学会常务理事、中国医用气功学会副会长、四川省针灸学会会长。

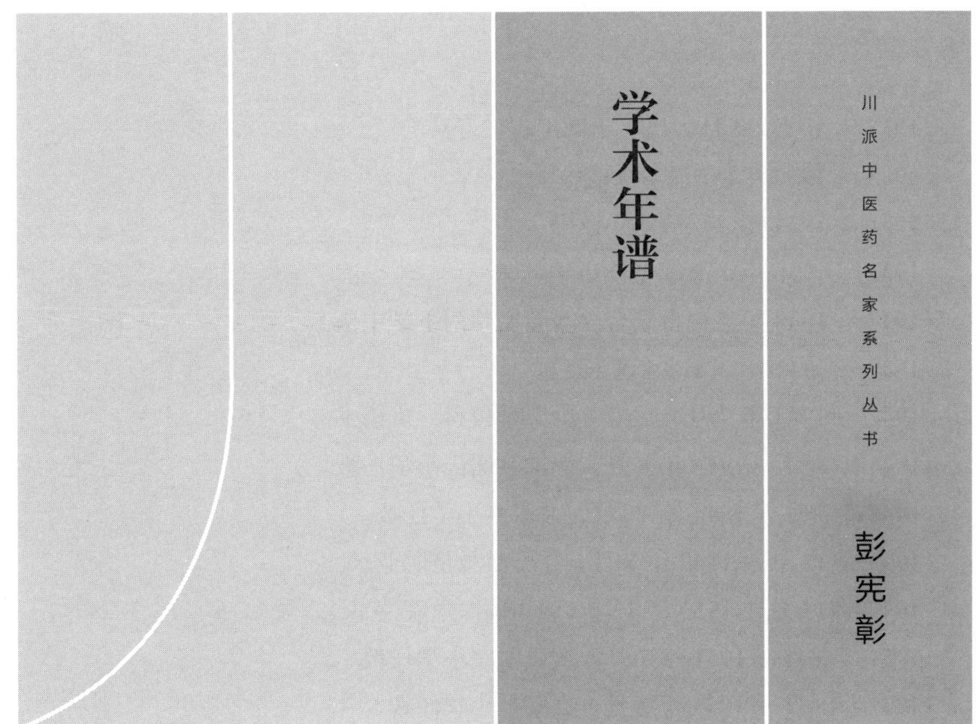
学术年谱
川派中医药名家系列丛书
彭宪彰

1917 年 12 月 24 日，出生于四川省仁寿县。

1925 ～ 1930 年，在家读私塾。

1931 ～ 1934 年，松峰小学读书。

1935 ～ 1936 年，涂家乡读小学。

1937 ～ 1938 年，仁寿县合立乡黄文邦门下学中医。

1939 ～ 1941 年，家乡私塾任教。

1942 ～ 1943 年 7 月，仁寿县师范学校科一班读书。

1943 年 8 月～ 1944 年 6 月，彰加乡谢氏小学任教。

1944 年 7 月～ 1944 年 11 月，方家乡小学任教。

1944 年 12 月～ 1947 年 7 月，仁寿县救济院业医。

1947 年 12 月～ 1951 年 1 月，四川国医学院读书。

1951 年 2 月～ 1951 年 7 月，宝飞二完小学任教。

1951 年 8 月～ 1953 年 2 月，方家乡小学任教。

1953 年 3 月～ 1954 年 2 月，仁寿县农村巡回医疗队任组长。

1954 年 3 月～ 1954 年 12 月，汪洋区巡回医疗队工作。

1955 年～ 1956 年 2 月，成都中医进修学校学习。

1956 年 3 ～ 6 月，仁寿县碗厂乡联合诊所任所长。

1956 年 7 月，调入成都中医学院工作。

1981 年，晋升为中医内科副主任医师。

1989 年，因病逝世，享年 72 岁。

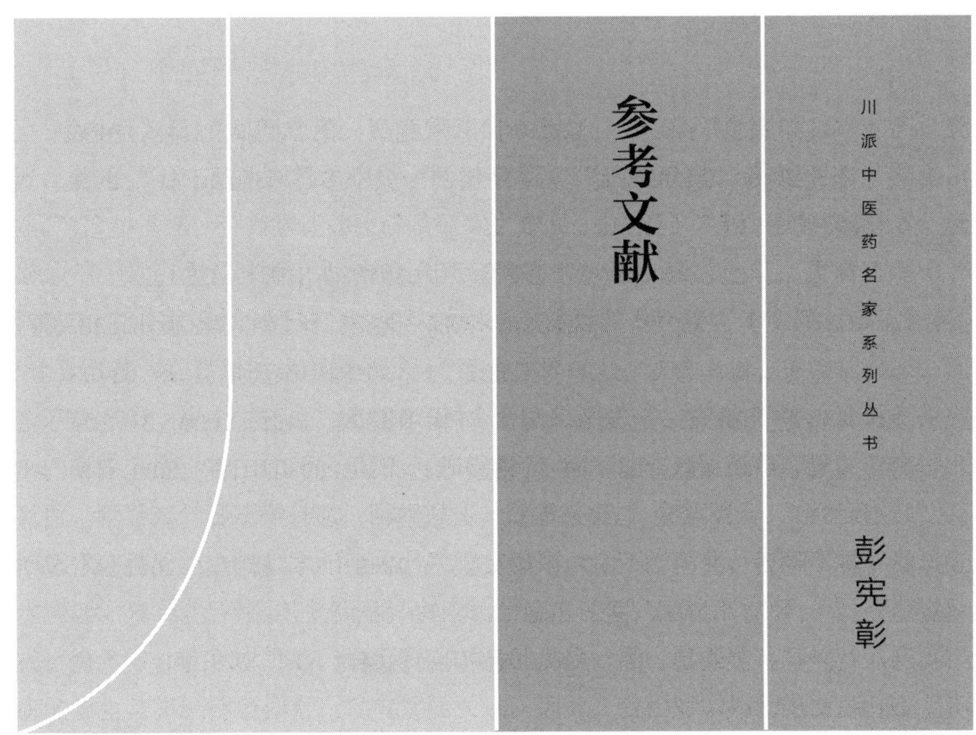

参考文献

［1］杨殿兴．四川名家经方实验录［M］．北京：化学工业出版社，2006.

［2］梁繁荣．成都中医药大学名老中医药专家学术经验选编［M］．北京：人民卫生出版社，2017.

［3］马烈光．中医养生学［M］．北京：中国中医药出版社，2012.

［4］马烈光．《黄帝内经》精要九讲［M］．北京：化学工业出版社，2016.

［5］马烈光．养生是中医发展最高战略［N］．中国中医药报，2019-03-06（3）.

［6］马烈光．论太素杨注精义［M］．河南中医学院学报，2009，3（2）：1-5.

［7］蒋建云．地黄饮子治疗老年频繁啮齿［J］．四川中医，2000，18（1）：32.

［8］王东梅，蒋建云．从肝论治咳嗽变异性哮喘［J］．新中医，2012，44（6）：8-9.

［9］蒋建云，王东梅．《内经》咳嗽病因病机探讨［J］．四川中医，2002，20（12）：13-14.

［10］罗瑞雪，何翠蓉，杨国荣，等．蒋建云辨治喉源性咳嗽经验［J］．四川中医，2009，27（11）：5-6.

［11］雷艳容．胸痹心痛患者的中医护理临床观察［J］．广西中医药大学学报，2019，22（2）：15-16.